もっと知りたい自分の体

思春期の月経

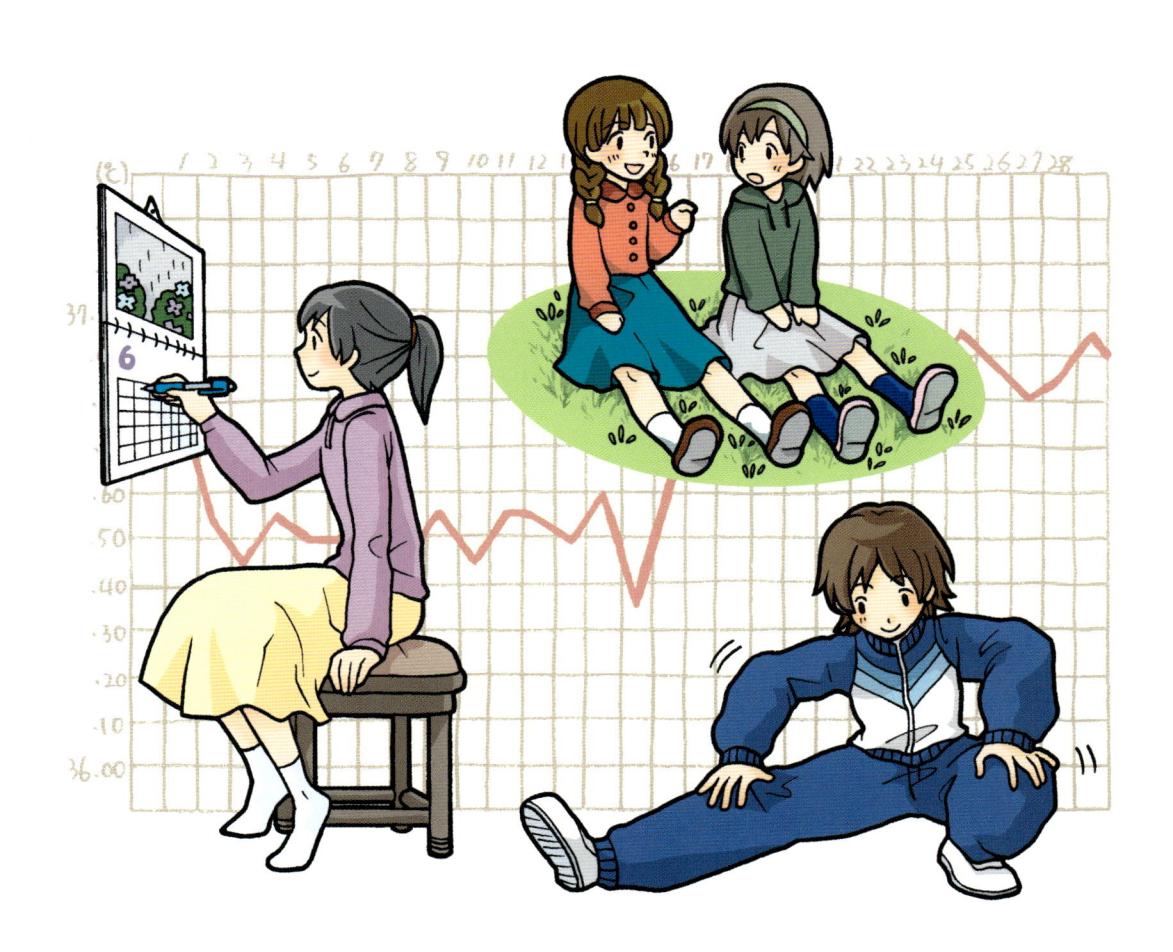

少年写真新聞社

目次

はじめに …………………………………………………………………………… 4

第1章　月経って何だろう？（堀口雅子・江角二三子）………… 5

 1 **女性の体**（堀口雅子）…………………………………………………… 6
  体の変化を促す女性ホルモンの働き・月経は大人の女性への準備
  月経のしくみ・月経は健康のバロメーター
 2 **教えて！　月経のこと**（江角二三子）………………………………… 8
 3 **月経のときの過ごし方**（江角二三子）……………………………… 10
  日常生活・適した服装・下着の選び方・ナプキンの選び方
  ナプキンの使い方・洋服や下着を汚してしまった場合の処置
 4 **月ごとのホルモンサイクル**（堀口雅子）…………………………… 14
  体の中で起こっていること
  ＊基礎体温表をつけてみよう ………………………………………… 15
  ［月経チェック］……………………………………………………… 16

第2章　月経トラブルへの対応（堀口雅子）………………………… 17

 この章のはじめに ………………………………………………………… 18
  女性の一生と月経・不安や悩みはありますか？
 1 **初経発来の異常** ………………………………………………………… 19
  早発月経と遅発月経・原発性無月経
 2 **月経周期の異常** ………………………………………………………… 20
  月経周期とは・頻発月経・稀発月経・続発性無月経
 3 **経血量の異常** …………………………………………………………… 22
  過多月経・過少月経・過短月経・過長月経
 4 **月経困難症** ……………………………………………………………… 24
  機能性月経痛・器質性月経痛・月経痛をやわらげるために
 5 **月経前症候群と周経期症候群** ………………………………………… 26

月経前症候群（PMS）・周経期症候群（PEMS）
　6　**月経時の注意すべき症状** ……………………………………… 28
　　　月経痛以外の腹痛・貧血・月経血の色・不正出血（不正性器出血）
　7　**月経トラブルに気づくために** ………………………………… 30
　　　月経のしくみを知っておこう・基礎体温表をつけよう
　8　**子宮内膜症・子宮筋腫・子宮腺筋症** ………………………… 32
　　　子宮内膜症・子宮筋腫・子宮腺筋症
　9　**思春期に起こりやすい月経トラブル** ………………………… 34
　　　ダイエットと月経・スポーツと月経・ストレスと月経・過呼吸発作症候群
まとめ …………………………………………………………………… 36

第3章　月経時を気持ちよく乗り切るために
　　　　　　　　　　　　　　　　（鈴木幸子・板津寿美江）…… 37

　　　［月経と関係のある生活・行動チェック］（鈴木幸子）…………… 38
　1　**セルフケアいろいろ**（鈴木幸子）……………………………… 40
　　　十分な休息・睡眠をとる・バランスのとれた食生活
　　　月経中は体を温めよう・お風呂で血行をよくする
　　　前向きな気持ちで過ごそう・月経について話してみよう、相談しよう
　　　その他の月経痛対策・鎮痛剤
　2　**婦人科ってどんなところ？**（板津寿美江）…………………… 49
　3　**もっと知ろう、自分の体**（板津寿美江）……………………… 52
　　　月経は自然な現象～大人への第一歩～・初経から閉経まで
　　　女性器のしくみ・男性器のことも学ぼう
　　　望まない妊娠を避けるために・自分の体は自分で守る
　　　＊性感染症 ……………………………………………………… 55

〔付録1〕基礎体温の測り方（基礎体温表）………………………… 56
〔付録2〕月経カレンダー ……………………………………………… 58
おわりに ………………………………………………………………… 59
索引 ………………………………………………………………………… 60
参考図書、ほか ………………………………………………………… 62
監著者・著者紹介 ……………………………………………………… 63

はじめに

　ゆたかな時代に生まれ育った現代の子どもたちは、昔の人に比べて体の発育が早く、体格も立派です。しかし、体に比べて心の発育が少しゆっくりのような気がします。

　生まれたときにもっている性的特徴（一次性徴）のほかに、大人としての性的特徴（二次性徴）も、昔より早く現れています。成熟のしるしとして、女の子は胸が大きくなり体全体がふっくらしてきたり、男の子は声が低く毛深く、がっしりした体つきになったりします。そして、女の子では初めての月経（初経）、男の子では初めての射精（精通・精通現象）をみるようになります。

　はじめは、これらの変化が自分自身のこととして気になるだけですが、小学校から中学校にあがるころになると「友だちに比べてわたしは……」と自信をなくしたり「みんな、わたしのことをどう思うかしら……」と他人の目を気にするようになります。やがて、異性のことが気になり、異性が自分をどう思うかも気にかかるようになっていきます。

　そうやって悩むことこそが思春期の特徴。やがて「わたしはわたし……」として受け入れるようになりますが、この間に自分自身の体と心をしっかり学び、大切にすることが必要です。そして同時に、異性の体と心がいかに自分と違うかを学び、お互いを大切にしてほしいのです。

　かつて、私にこう話してくれた男の子がいました。「女の子について、僕らはもっと小さいころから教わっておきたかった。僕の彼女や仲良しの子が、毎月の月経をどんな気持ちで受け止めていたかを知っていたら、もっと優しくできたのに、と思う。そして、女の子にも僕たちの性の悩みも知っていてほしい。性に関する体のこと、心のこと、恥ずかしいことでなくて大切なことなんだ」私は、この言葉から、とても大切なことを教わりました。

　この本は、女の子だけでなく、男の子にも読んでほしいと思っています。そして、この本が、いろいろなことを学ぶきっかけになればいいなと思います。

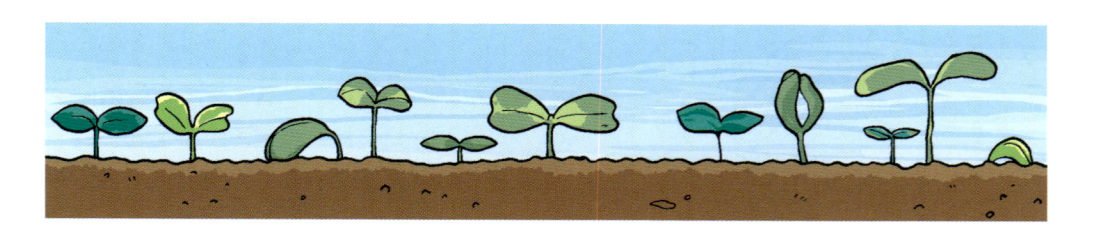

第1章
月経って何だろう？

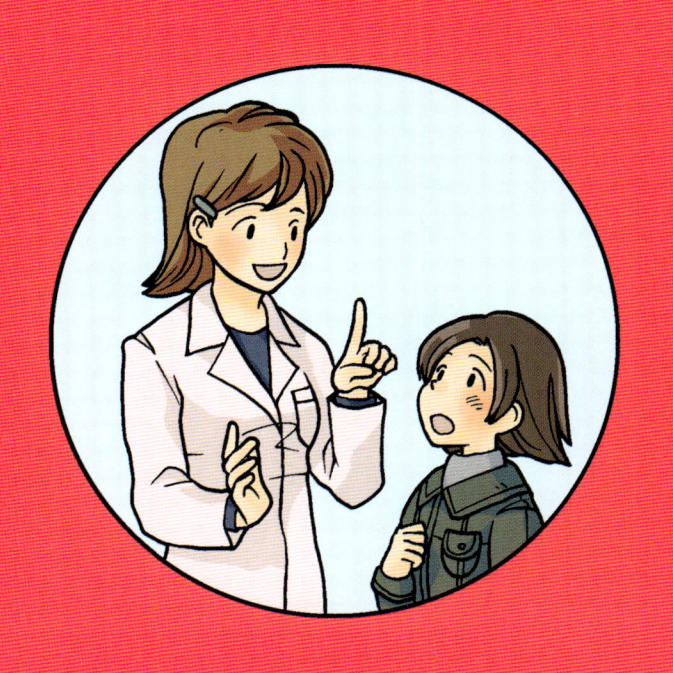

1 女性の体

体の変化を促す女性ホルモンの働き

　思春期を迎えると、女の子の体の中では女性ホルモンの分泌が急激に増え始めます。胸がふくらんできたり、初めての月経を迎えたりと、さまざまな変化が現れ、とまどいを覚えることも多いかもしれません。

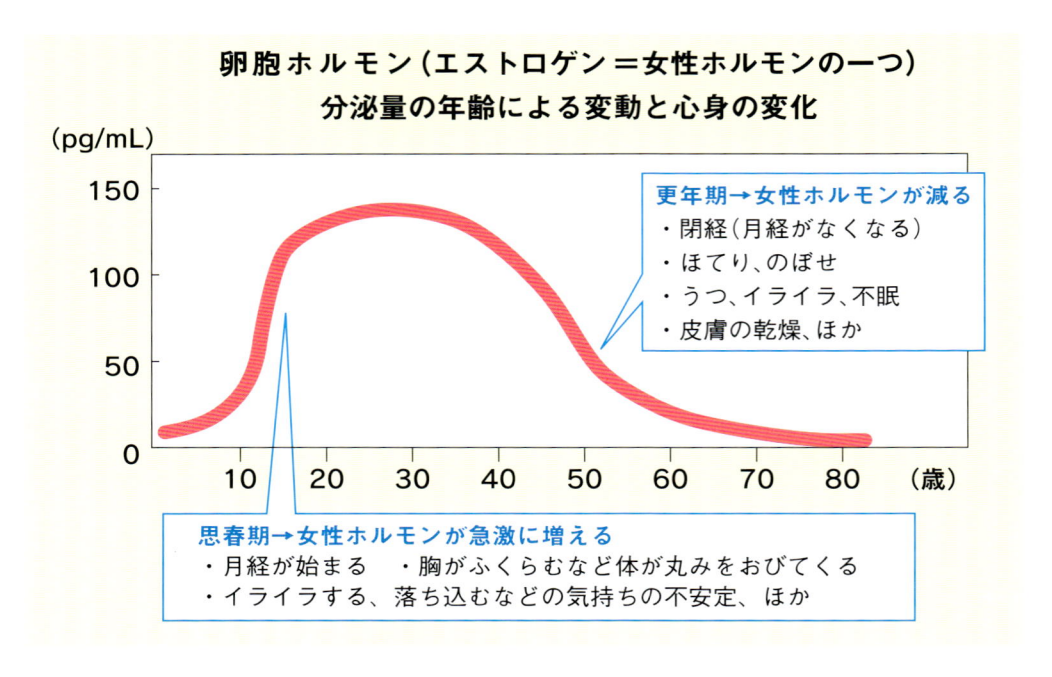

卵胞ホルモン（エストロゲン＝女性ホルモンの一つ）分泌量の年齢による変動と心身の変化

更年期→女性ホルモンが減る
- 閉経（月経がなくなる）
- ほてり、のぼせ
- うつ、イライラ、不眠
- 皮膚の乾燥、ほか

思春期→女性ホルモンが急激に増える
- 月経が始まる　・胸がふくらむなど体が丸みをおびてくる
- イライラする、落ち込むなどの気持ちの不安定、ほか

月経は大人の女性への準備

　思春期に月経が始まるのも、大人の女性になるために必要な準備です。正しい知識を身につけ、落ち着いて対応すれば、何も心配はありません。
　まずは、なぜ月経が起こるのかを考えてみましょう。
　人に個性があるように、月経の周期（月経が始まった日から、次の月経開始の前日までの日数）や期間（持続日数）、経血（月経血）量などには幅があります。また、初経から2〜3年は、周期はなかなか安定しません。

月経のしくみ

思春期になると、将来赤ちゃんが産めるように、毎月次のような準備が行われます。

① 卵巣内の卵胞では、卵胞ホルモン（エストロゲン）の分泌と卵子の成熟が始まる。卵胞ホルモンの分泌量の増加と共に、子宮内膜が少しずつ厚みを増してくる。

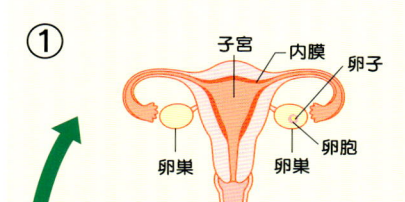

② 一番成長した卵胞から卵子が腹腔内に飛び出し（排卵）、卵管采と呼ばれる卵管の先に吸い込まれて、子宮に運ばれる。卵管で精子と出会うと受精する。

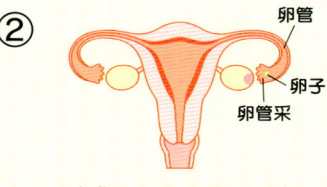

③ 卵子が出たあと、卵子の入っていた卵胞は黄体というものに変わり、卵胞ホルモンと黄体ホルモンが分泌される。黄体ホルモンは、子宮に「受精卵を迎える準備をしなさい」と信号を送る。
信号を受けた子宮では、卵胞ホルモンで準備されていた子宮内膜に血液や栄養をたくわえてふかふかのベッドにし、受精卵を迎えて赤ちゃんを育てる準備をする。

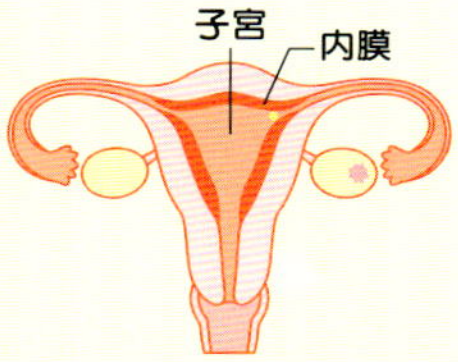

④ 卵子と精子が出会わなかったり、出会っても子宮にたどり着かなかったりすると、卵子は分解吸収される。子宮内膜も必要がなくなるので、剥がれ落ちて血液などとともに体外へ出ていく。これが**月経**。

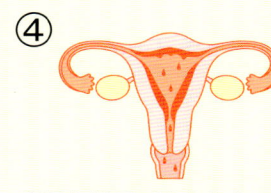

⑤ 月経が始まるころ、脳はふたたび「卵子を育てなさい」という命令を卵巣に送る。

このサイクルを25〜38日周期でくり返す

通常の月経は……
周　期＝25〜38日
期　間＝3〜7日
経血量＝20〜140mL

※詳細は30ページ。
※女性器のしくみ・名前については、53ページを参照。

月経は健康のバロメーター

　上の図で示したように、月経は脳や卵巣、子宮の連携によって調節されていますので、それらのどこかに異常があると、月経にも異常がみられます。周期や期間、経血量が、通常と大幅に違っていたり、痛みが激しいなどの症状があるときは、すぐに保護者や先生に相談してください。
　月経を通して自分の健康状態をチェックすることを習慣にしましょう。

2 教えて！ 月経のこと

月経の始まりとともに、さまざまな不安や悩みが出てくることがあります。分からないことは遠慮せず、保護者や養護の先生に相談しましょう。

Q. パンツに白いべたべたしたものがついていました。これは何ですか？

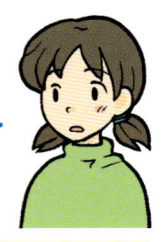

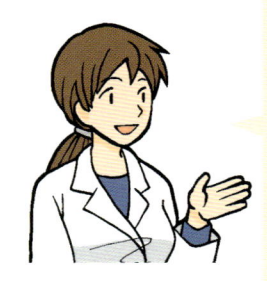

A. これは「おりもの」と言い、子宮や腟から出る分泌物のことで、腟からの雑菌の侵入を防ぐ大事な役割をするものです。初経をみるころから「おりもの」が気になりだします。特に月経の2週間ぐらい前は排卵期といい、女性ホルモンが増加するため「おりもの」の量が増加します。量には個人差がありますし、同じ量でも、多く感じる人とそうでない人とがいます。「おりもの」の色が濃い黄色や黄緑色・茶色だったり、また、豆腐のカスのようなものが出たり、いやな臭いがする場合は病気が原因のこともあります。保護者や養護の先生に相談しましょう。

Q. 月経になると具合が悪くなるので、保健室に行きたいのですが、横になるともれてしまいます。宿泊行事も心配です。

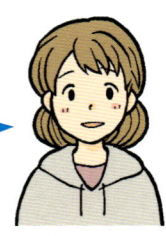

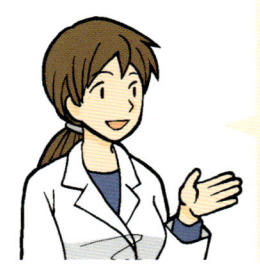

A. ナプキンの種類にショーツ型のものがあります。ショーツ型のナプキンと一般的なナプキンを併用すれば、もれることはありません。ショーツ型のナプキンは、普通のパンツ感覚で使用し、1日1回の交換で充分です。ナプキンの種類（11ページ）を参考にして、月経の量に合わせたものや、ナプキンのずれが起きないような羽つきのものなどを選びましょう。また、ガードルを使用してショーツの上から軽くおさえることでも、もれの防止になります。サニタリーショーツは、もれを防ぐ工夫がしてありますので使用するとよいでしょう。

第1章　月経って何だろう？

**Q. 1回月経が来ましたが、それっきり来ません。大丈夫でしょうか。
友だちの中には、1か月の間に2度来た子もいます。**

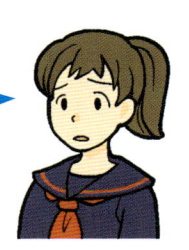

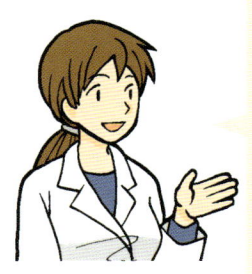

A. 思春期は、まだ卵巣機能が未熟ですので、排卵がなくても月経をみたり、1～3か月飛んだり、月経周期にかかわらず出血したりと、とても不安定な状況が1年以上も続くことが多く見られます。初めての月経後、次の月経が3年ぐらい来なかったら、婦人科の医師に相談しましょう。規則的になるまでには、3～5年ぐらいかかります。逆に、月経の回数が多かったり、10日以上も続く場合は、貧血になっていることもありますので、この場合も婦人科の先生と相談しましょう。

Q. 友だちは、3年生の時に月経が来たのに、わたしは5年生になってもまだ来ないので、病気ではないかと心配です。

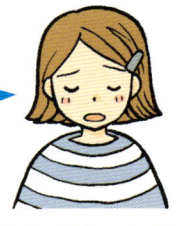

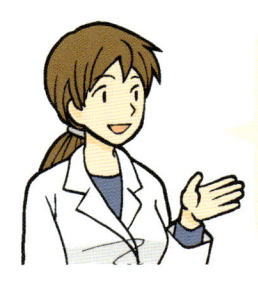

A. 日本人の場合、初経をみる年齢は10歳～16歳の間といわれています。つまり、小学校4年生から高校1年生の間で、個人差があります。あまり気にしなくてもよいでしょう。もし、高校を卒業するまでに月経が来ない場合は、婦人科でその原因を調べてもらったほうがよいでしょう。

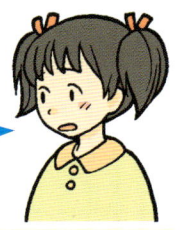

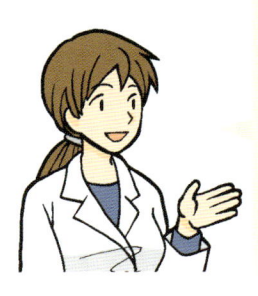

Q. 月経はまだですが、突然来たらどうすればいいか不安です。

A. 初めての月経を初経といいますが、突然たくさんの出血をみることはありません。来る前は、おりものが多くなったり、おりものが茶色になったりしますので、慌てず、ナプキンを当ててください。おりものが気になりだしたら、ナプキンは常備しておきましょう。もし、学校などでナプキンの持ち合わせがない場合、養護の先生に話してください。保健室には必ず常備してあります。

3 月経のときの過ごし方

日常生活

月経は病気ではありません。健康の証でもありますので、月経だからといって特別日常生活を変える必要はありません。ただ、血液の循環をよくしたり気分を爽快にするような心がけは大切です。

・散歩や軽い運動で、気分転換しましょう。
・本や音楽・映画等で、リラックスしましょう。
・消化のよいバランスのとれた食事で、体力消耗を防ぎましょう。
・足・腰の保温で、血液の循環をよくしましょう。
・入浴・シャワーで、清潔を保ちましょう。

適した服装

汚れが目立たず、体を締め付けず、下半身を冷やさないような服装が適しています。

・白系や淡い色の洋服は、汚れが目立つので控えましょう（特にズボンやスカート）。
・体を締め付けると、血液の循環が悪くなったりするので、ゆったりとした洋服を選びましょう。
・ポケットのついている洋服は、トイレに行くときなどに月経用品を入れるのに便利です。
・靴下は、体を温める効果があります。

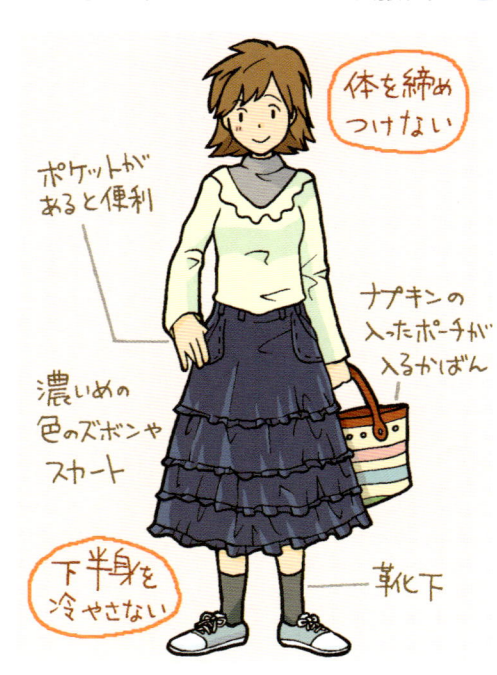

体を締めつけない
ポケットがあると便利
ナプキンの入ったポーチが入るかばん
濃いめの色のズボンやスカート
下半身を冷やさない
靴下

下着の選び方

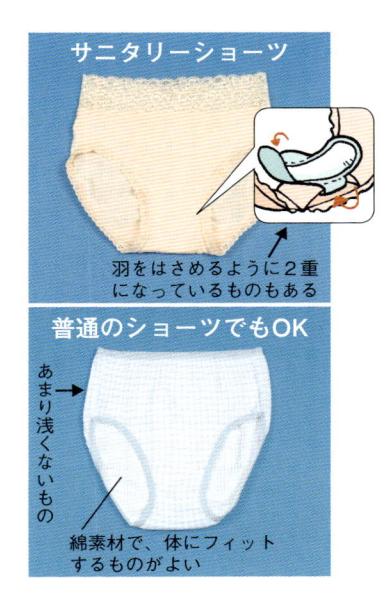

月経時のためのショーツ（サニタリーショーツ）が販売されていますが、見た感じは普通のショーツと変わりありません。普通のショーツを使う場合は、ナプキンの固定や保持がしやすいショーツを選びましょう。

- ウエストと足回りを締め付けないもの。
- 綿素材のもの（かぶれにくい）。
- ヒップやおなかを包み込むようなもの。
- 体にフィット感のあるもの。

サニタリーショーツ
羽をはさめるように2重になっているものもある

普通のショーツでもOK
あまり浅くないもの
綿素材で、体にフィットするものがよい

ナプキンの選び方

ナプキンには、使用方法に合わせてさまざまな種類のサイズ・厚さ・形があります。月経日数や用途に合わせて使い分けると便利です。

サイズ
- 普通サイズ：20～21cm　一般的で使いやすい。
- 小さめサイズ：17cm　量が少ないとき便利。
- 長めサイズ：22～24cm　量が多い日に便利。
- 特に長いサイズ：25～40cm　量が多い夜に便利。

厚さ
- 普通タイプ：5～7mm
- スリムタイプ：2～3mm
- 極スリムタイプ：1～2mm
- 吸収力には変わりないので、好みで選ぶ。

形
- 羽なし：一般的で使いやすい。
- 羽つき：ショーツにしっかり固定できる。
- 立体的羽つき：体にフィットしてもれにくい。
- ショーツタイプ：はくナプキンで、もれることがほとんどない。

タンポン
腟の中に挿入して使用する：運動・水泳・入浴時は便利。

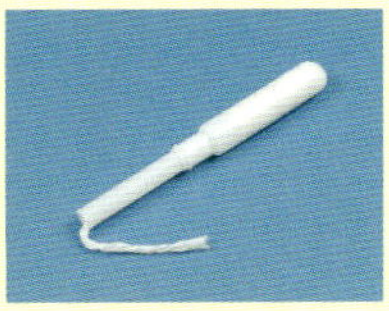

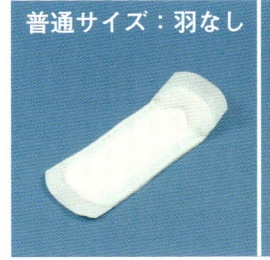

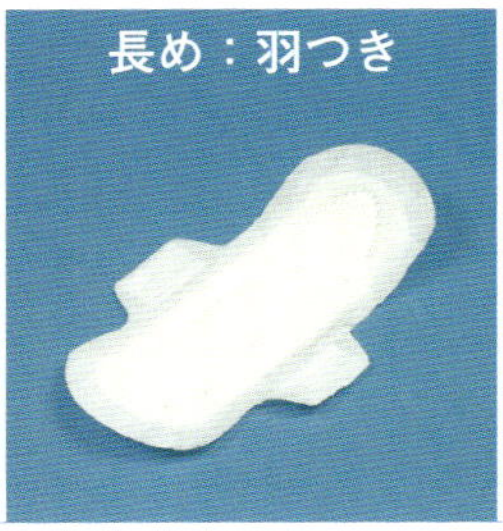

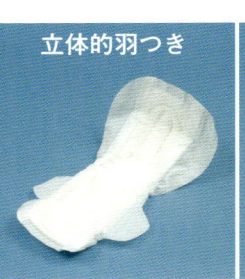

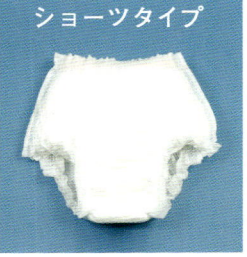

普通サイズ：羽なし　　長め：羽つき　　立体的羽つき　　ショーツタイプ

ナプキンの使い方

　ナプキンは、経血を吸収させ、外にもれないようショーツに当てて使います。経血は尿道口と肛門の間にある腟（53ページ参照）から出てきますので、そこを中心に当てます。

　ナプキンは、トイレに行くたびに交換しますが、トイレの間隔が長い場合は、1日5～6回を目安に交換します。量が多い場合は、こまめに交換しますが、量が少なくても同じナプキンを長い時間使用しないようにします。

＊ナプキンの交換の仕方

①手を洗う。

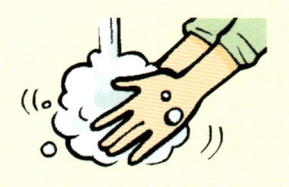

②トイレの個室に入る。
③下着を下ろす。

④ナプキンをはずし、経血付着部を内側にして小さくたたむ。

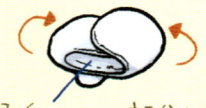

経血のついた部分を内側に

⑤ナプキンの袋か、トイレットペーパーに包む。

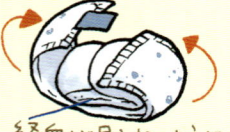

経血が見えないように

⑥備え付けの容器に捨てる。

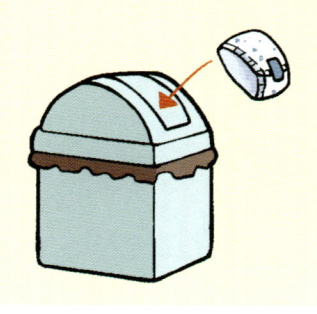

⑦用を済ませたら、外陰部は前から後ろへ拭く。ウォッシュトイレを使うのもよい。

⑧新しいナプキンを袋から出す。

⑨テープの付いている方をショーツに当てる。

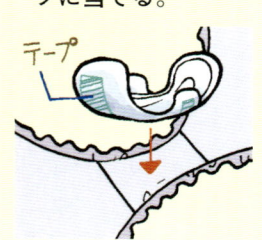

テープ

⑩羽つきの場合は、羽でショーツを包むようにするか、羽をはさんで反対側に折り返す。

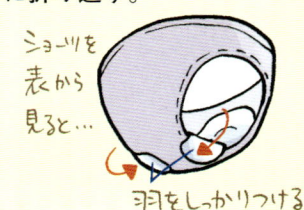

ショーツを表から見ると…
羽をしっかりつける

⑪ショーツを引き上げ、体にフィットしていることを確かめる。

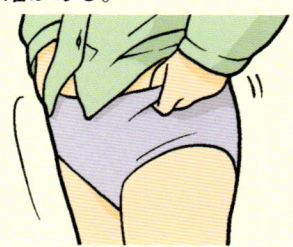

第1章　月経って何だろう？

* トイレのマナー

後に使う人が気持ちよく使えるように、次のマナーを守りましょう。

① ナプキンはトイレに流さない。
② 専用の容器に捨てる。
③ 経血が見えないように包んで捨てる。
④ 便器を汚したら拭いておく。

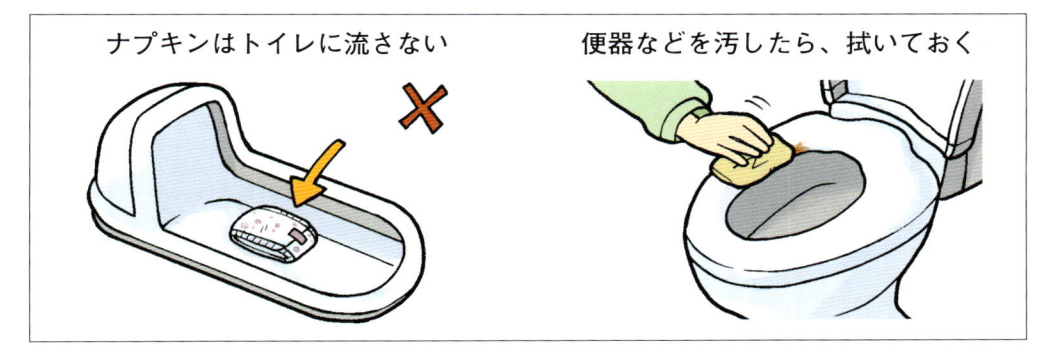

ナプキンはトイレに流さない　　便器などを汚したら、拭いておく

洋服や下着を汚してしまった場合の処置

登校中、洋服や下着が汚れてしまった場合は、保健室に行き養護の先生に相談します。目立つ場所を汚してしまった場合は、バッグなどで覆いながら歩くと目立ちにくいです。汚れはできるだけ早めに洗濯したほうが落ちやすいです。洗濯にお湯を使うと血液が固まり落ちにくいので、水かぬるま湯を使用します（血液やおりもの専用の洗剤も市販されています）。

常備しておくと安心

10歳くらいになったら、ナプキンとショーツをポーチなどに入れ、いつでも使えるよう常備しましょう。ナプキンは2〜3個入れておくと安心です。

サニタリーショーツは、3〜4枚準備しておくと便利です。

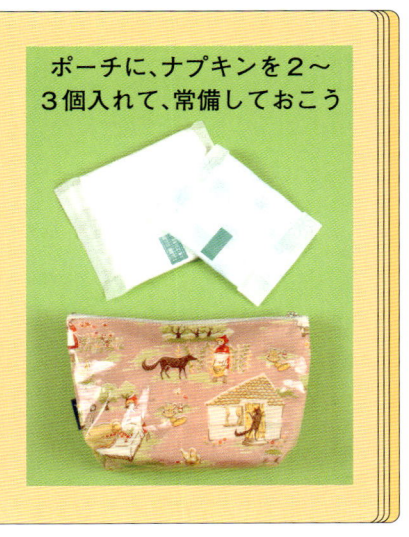

ポーチに、ナプキンを2〜3個入れて、常備しておこう

4 月ごとのホルモンサイクル

体の中で起こっていること

月経や排卵は、女性ホルモン（卵胞ホルモン・黄体ホルモン）が増えたり減ったりすることで起こります（7ページ参照）。1回の月経周期の間には、女性ホルモンの増減に合わせて、体の中で図のような変化が起こっています。

女性ホルモンのはたらき
- 排卵を促す。
- 乳腺の発達を促す。
- 食欲を抑える。
- 肌をきれいにする。

- 子宮内膜に作用して、妊娠を維持する。
- 体に水分をためる（むくみやすくなる）。
- 皮脂の分泌を促す（ニキビが出る）。

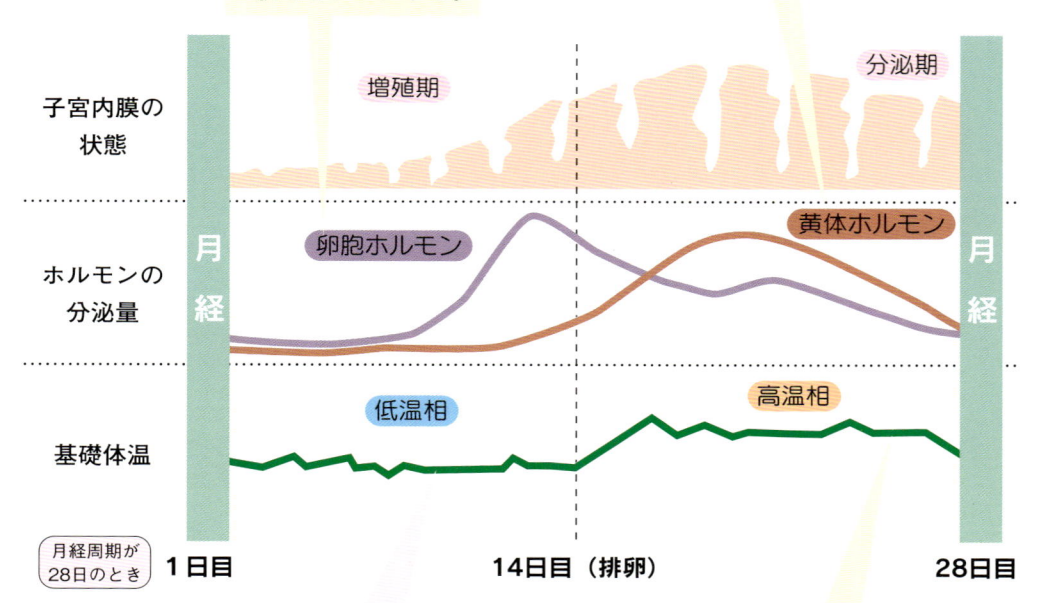

子宮内膜の状態：増殖期 / 分泌期
ホルモンの分泌量：卵胞ホルモン、黄体ホルモン（月経〜月経）
基礎体温：低温相 / 高温相

月経周期が28日のとき：1日目／14日目（排卵）／28日目

基礎体温とは？

体がもっとも安静な状態のとき（朝目覚めてすぐのとき）の体温のこと。健康な状態の女性ならば、このように排卵を境にして、体温の低い時期と高い時期の2相に分かれる。基礎体温を測ることで、次の月経の時期や排卵の有無、PMSの時期などを知ることができる。

ただし、初経から3年ぐらいまでは、排卵がなかったり、不規則なこともある。

月経が始まる1週間くらい前から、頭痛や腹痛、肌荒れ、イライラなどの体調不良が現れることがある。これを月経前症候群（PMS）と言う。

第1章　月経って何だろう？

基礎体温表をつけてみよう

〔測り方〕
① 朝、目を覚ましたときに、動かない状態で測る。── 静かに動いてトイレに行くぐらいでは、体温に変化がないこともある。調べてみよう。
② 婦人体温計を使い、舌下に入れて測る。
③ 毎日、同じ時刻に測る。── 休日、寝坊したとき、どのぐらい違うか測ってみよう。
④ 測る時刻がずれたときや、体調が悪いときは、そのことを備考欄にメモしておく。

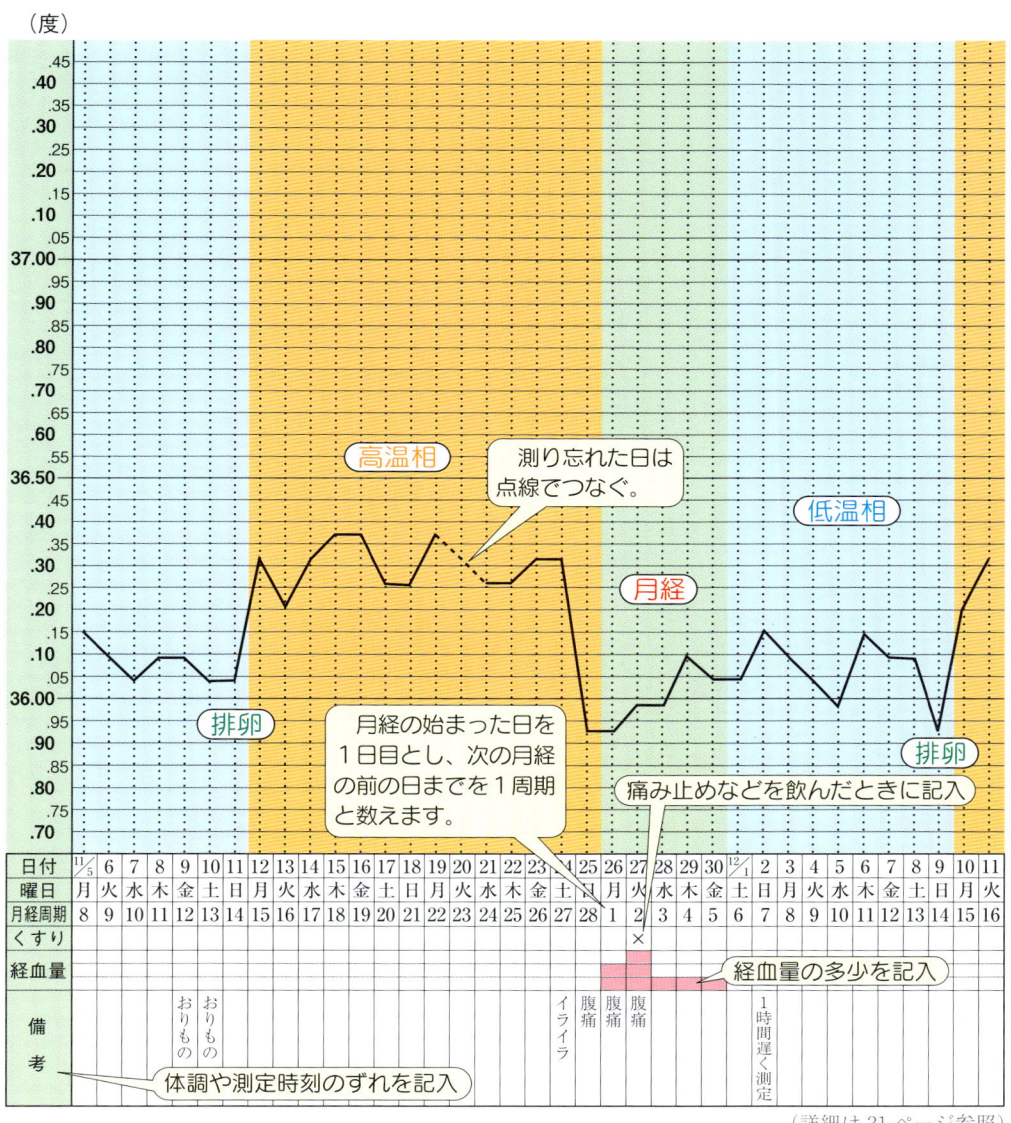

（度）

高温相　　測り忘れた日は点線でつなぐ。　　低温相

月経

排卵　　月経の始まった日を1日目とし、次の月経の前の日までを1周期と数えます。　　排卵

痛み止めなどを飲んだときに記入

日付	11/5	6	7	8	9	10	11	12	13	14	15	16	17	18	19	20	21	22	23	24	25	26	27	28	29	30	12/1	2	3	4	5	6	7	8	9	10	11
曜日	月	火	水	木	金	土	日	月	火	水	木	金	土	日	月	火	水	木	金	土	日	月	火	水	木	金	土	日	月	火	水	木	金	土	日	月	火
月経周期	8	9	10	11	12	13	14	15	16	17	18	19	20	21	22	23	24	25	26	27	28	1	2	3	4	5	6	7	8	9	10	11	12	13	14	15	16
くすり																							×														
経血量																																					
備考				おりもの	おりもの																	イライラ	腹痛	腹痛	腹痛				1時間遅く測定								

経血量の多少を記入
体調や測定時刻のずれを記入

（詳細は31ページ参照）

基礎体温表から分かること

1. 次の月経はいつごろ来るのか。
2. きちんと排卵しているか。排卵の時期はいつごろか。
3. 体調の悪い時期（PMS）はいつごろか。
4. 妊娠しているかどうか（高温が14日以上続くと、妊娠の可能性がある）。

月経チェック

気になる症状がある場合は、身近な大人や専門家に相談をしましょう。

チェックした日　　年　　月　　日

身長　　　　cm　　体重　　　　kg

- ☐ 15歳を過ぎても月経がない。
- ☐ 月経の周期が短い（24日以内）。
- ☐ 月経の周期が長い（39日以上）。
- ☐ 月経の周期が不規則だ（±6日以上ずれる）。
- ☐ 月経持続日数が極端に短い（2日以内）。
- ☐ 月経持続日数が極端に長い（8日以上）。
- ☐ 経血量が多く、レバーのような血の塊がでることがある。
- ☐ 経血量が極端に少ない。
- ☐ 月経の数日前から不快な症状があり、月経がはじまると消える。
- ☐ 月経にともなって頭痛や吐き気などの症状がある。
- ☐ 学校を休んだり、寝込んでしまうほど月経痛がつらい。
- ☐ 月経中以外に出血がある。
- ☐ これまであった月経が3か月以上停止している。

▼

各症状の詳しい解説は第2章へ。

第 2 章
月経トラブルへの対応

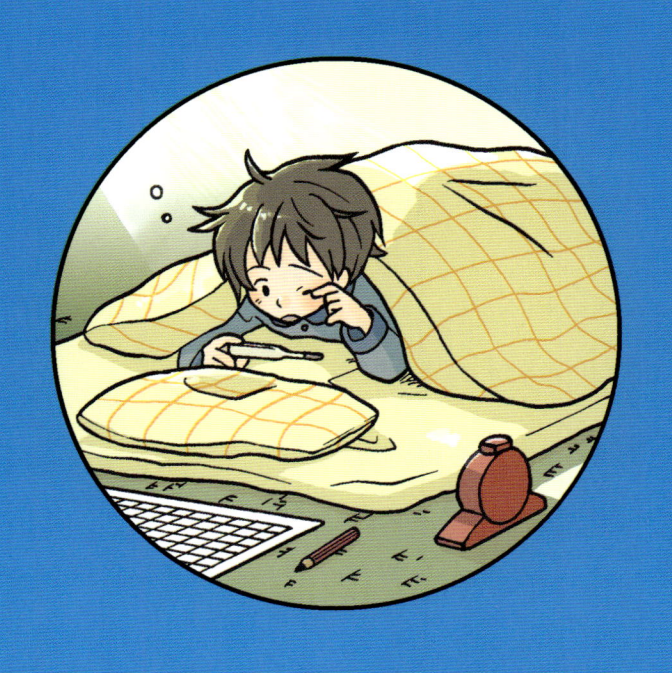

この章のはじめに

女性の一生と月経

女性の一生には、幼児期・思春期・成熟期・更年期・老年期などいろいろな節目があります。思春期（8、9歳～17、18歳）は成熟女性への入り口、体と心が大きく揺れ動きます。その始まりともいえる、初経発来の平均年齢は12歳。そこから月経との付き合いは、50歳ごろまでの約40年間も続きます。

なければ心配、あればちょっと煩わしい…でも大切な月経。子宮・卵巣・脳の中枢のチームプレイを妨げるものは、体の中にも外にも、たくさんあります。月経は、それらを反映した健康のバロメーターなのです。

不安や悩みはありますか？

約1か月間の周期で妊娠しやすい状態になる子宮内膜は、妊娠しなければ剥がれ、体外に排出されます。この内膜・粘液・血液の混ざりあったものが月経血です。

思春期の女子は、二次性徴をきっかけとして、性機能が成熟する途上にあるため、初経後しばらくの間は、周期や量、期間などに異常が発生しやすいといえます。

そして、異常があれば、放置せずに対処することが大切です。異常に気づくためにも、きちんと月経の記録をとっておきましょう。そして、月経にまつわる不安や悩みがあるときは、大人の話しやすい人に相談をしましょう。

理想の月経
月経痛はほとんどない
月経前も快適に過ごせる
月経期間は3日から7日
周期は25日から38日

トラブルのある月経
月経痛がつらく、日常生活に少しでも支障がある
月経前にも不快症状がある
月経が1週間以上続く
月経周期が乱れている

1 初経発来の異常

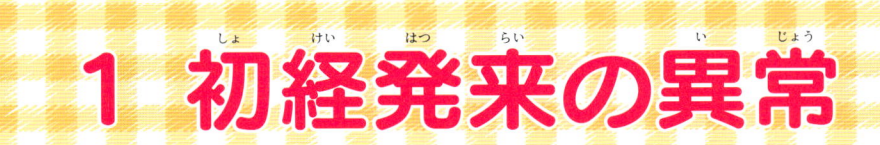

　初経発来は、身体的発育の向上とともに年々早くなっており、現在の平均は満12歳といわれています。

> 早発月経…10歳未満で初経発来
> 遅発月経…15歳以上、18歳未満で初経発来
> 原発性無月経…満18歳になっても初経発来がない

早発月経と遅発月経

　初経発来が早すぎることを早発月経といい、遅すぎることを遅発月経といいます。
　早発月経とは、10歳未満で初経が発来した場合のことをいいます。月経のほかに乳房の発育、性毛発生など二次性徴を伴っている場合は、早発思春期症と呼び、正常の月経が早く来ただけであることも多いのですが、精神の発育と性機能の発育のバランスがとれず、精神的なストレスを招く事もあるため配慮が必要です。
　逆に、15歳以上で初経発来した場合を、遅発月経といいます。視床下部、下垂体前葉〜卵巣系の異常などが原因の場合もありますが、18歳までに初経がみられる場合のほとんどは、特に病気ではありません。

原発性無月経

　満18歳になっても初経発来のない場合を、原発性無月経といいます。
　原因として最も多いのは染色体の異常による形成不全です。ほかにも下垂体の異常や卵巣、子宮、膣の問題など、原因は個人差が大きいため、小児科や婦人科など専門医に相談することを勧めます。

2 月経周期の異常

月経周期とは

　月経周期とは、月経が始まった日から、次の月経が始まる前日までを指します。この周期が25〜38日であれば正常な周期といえるでしょう。いつも同じ日にくるとは限らないため、25〜38日の範囲であれば、6日以内のずれがあっても問題はありません。

　まだ大人になりきっていない思春期女子の周期は不安定であることが多く、初経後すぐに規則正しい月経のある人は約50％で、後の50％の人は、さらに3〜5年ほどかけて、ゆっくりと順調になっていきます。

　一度順調になった後に周期が乱れる場合は、無排卵、黄体機能不全など、体のどこかに異常が生じた可能性が考えられるので、注意が必要です。

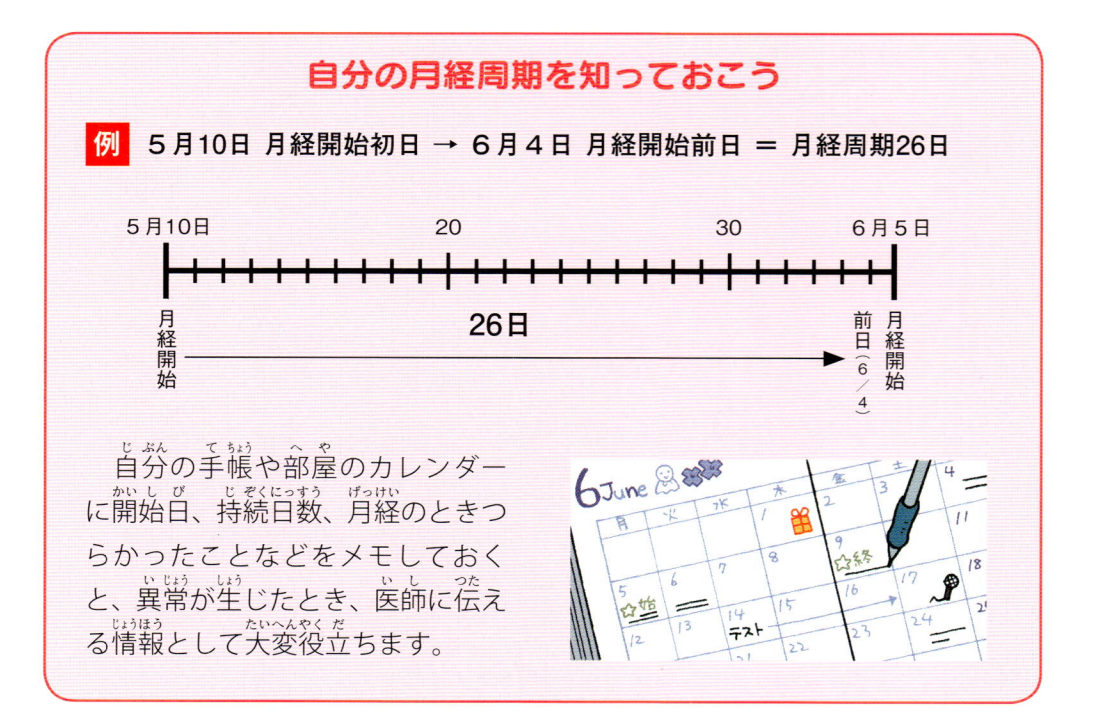

自分の月経周期を知っておこう

例 5月10日 月経開始初日 → 6月4日 月経開始前日 ＝ 月経周期26日

```
5月10日          20            30        6月5日
 |＿＿＿＿＿＿＿＿＿＿＿＿＿＿＿＿＿＿＿＿＿＿＿＿|
 月経              26日                前日  月経
 開始                                  (6/4) 開始
```

　自分の手帳や部屋のカレンダーに開始日、持続日数、月経のときつらかったことなどをメモしておくと、異常が生じたとき、医師に伝える情報として大変役立ちます。

頻発月経

- 月経周期が24日以内
- 無排卵によるものであることが多い
- たび重なる出血による貧血や、ストレスにも注意が必要

　無排卵性の頻発月経は、思春期に多くみられる症状ですが、時期がくれば自然と周期が安定することがほとんどです。
　排卵があるにもかかわらず、頻発月経である場合は、黄体機能不全が考えられます。
　さらに、不正出血（29ページ参照）を頻発月経と勘違いしてしまうケースも多々ありますので、自己診断をせず、専門家に相談をしましょう。

稀発月経

- 月経周期が39日以上、3か月以内である
- 無排卵、もしくは卵胞期の延長によっておこる
- 急激な肥満や、ダイエットによるヤセが原因になることもある

　初経後、まだ月経が順調になっていない人は、特に治療の必要はありません。ただし、順調になったのに3か月以上月経がない場合は続発性無月経が疑われるため、専門家に相談をしましょう。

続発性無月経

- これまであった月経が3か月以上停止している場合

　主な原因は、脳の中枢（視床下部や下垂体）の機能低下ですが、急激な体重の増減や、激しいスポーツなども原因となります。
　3か月を越えて無月経が続くと回復が難しくなるため、かならず専門家に相談をしましょう。

3 経血量の異常

　ひと月の月経血量は、約20〜140mLで、純粋な血液はそのうちの50%ほどです。持続日数は3〜7日。一般的には2日めがもっとも多く、その後次第に減っていくとされています。
　子宮内膜は周期的な卵巣の働きによって変化するため、経血の量から卵巣が正常に働いているかどうかがわかります。

過多月経

- 経血量が140mLより多い
- ナプキンが1時間ともたない
- レバー状の血の塊（凝血）がたくさんでる
- 月経が8日以上続く、過長月経を伴うことが多い
- 月経痛を伴うことが多い

　月経の出血量が正常より多く、生活に支障を与えるほどである場合を過多月経といいます。個人差はありますが、ナプキンが1時間ともたなかったり、トイレで流れるように血が出たり、レバー状の塊がぼこぼこ出るなどの症状がある場合は過多月経が疑われます。また、まぶたの内側の結膜の色や、爪や歯茎の色が白っぽい、疲れやすい、脈が速いなど貧血の症状が強いことも特徴としてあらわれます。
　それまでは正常な経血量だったのに、急に出血が増えたと感じられる場合は、子宮筋腫や子宮内膜症、血液疾患など、病変がある可能性を示していますが、思春期女子の場合はごくまれです。過多月経を放置すると貧血がひどくなりますので、早めに専門家に相談をしましょう。

> **レバー状の塊が出る理由**
>
> 月経血は、子宮からはがれた粘膜・分泌されていた粘液・剥がれた時の子宮壁からの出血が混ざったものです。これら混合物の塊は、酵素の働きで流出しやすい液状になり、細い子宮頸管を通り、狭い子宮口を広げて排出されます。その量が多い過多月経の場合、あるいは液化が十分でない塊のままだと、狭いところを押し広げて排出されるため、痛みを伴うことがあります。卵巣機能が未熟なときは、酵素の働きが不十分なため、塊のまま排泄されることも多く、その結果月経痛がひどくなることもあります。

過少月経

- 経血量が20mLより少ない
- 月経が1～2日の短い日数で終わる過短月経を伴うことが多い

ナプキンがほとんど必要ないほどの出血量しかない場合を過少月経といいます。思春期で、まだ不規則な場合は、無排卵によって起こる場合が多く、特に治療の必要はありません。

ただし、原因によっては、過少月経が続いた後、無月経になることもあり、軽視はできません。無月経のまま3か月以上放置すると、回復に時間がかかったり卵巣機能が失われ、女性としての健康や、将来の妊娠・出産にまで影響します。

過短月経・過長月経

過短月経	・1回の月経が1～2日ほどの短い日数で終わる ・経血量が極端に少ない過少月経を伴うことが多い
過長月経	・1回の月経が8日以上続く ・経血量が極端に多い過多月経を伴うことが多い

月経周期が短い人、長い人など、多少個人差はありますから、排卵があり、経血の量が正常範囲である場合は、特に治療の必要はありません。まずは、基礎体温を測り、排卵があるかどうかを確認しましょう。

4 月経困難症

　月経に伴う不快な症状は、松本によれば（巻末参考文献1）腹痛67.3%、腰痛46.3%、全身のだるさ36.3%、腹が張る21.1%、頭痛11.3%で、腹痛と腰痛が大部分を占めています。腹痛は、どの年代にも多くみられますが、14歳〜29歳で特に著しく、腰痛は20代で最も多くみられます。
　この痛みの原因には、器質性・機能性の2種類があり、その症状が強く日常の生活に支障をきたして医療の介入が必要な場合を月経困難症・月経痛症といいます。

機能性月経痛

　機能的なものとしては、まだ子宮全体が未成熟な段階のもの、少し成熟して、排卵に伴う子宮収縮物質プロスタグランジン（PG）分泌によるものなどがあります。
　出産を経験していない幼い頸管は狭いので、月経血が通るのに苦労します。更に押し出そうとして子宮が収縮しますから、その間痛みが続きます。

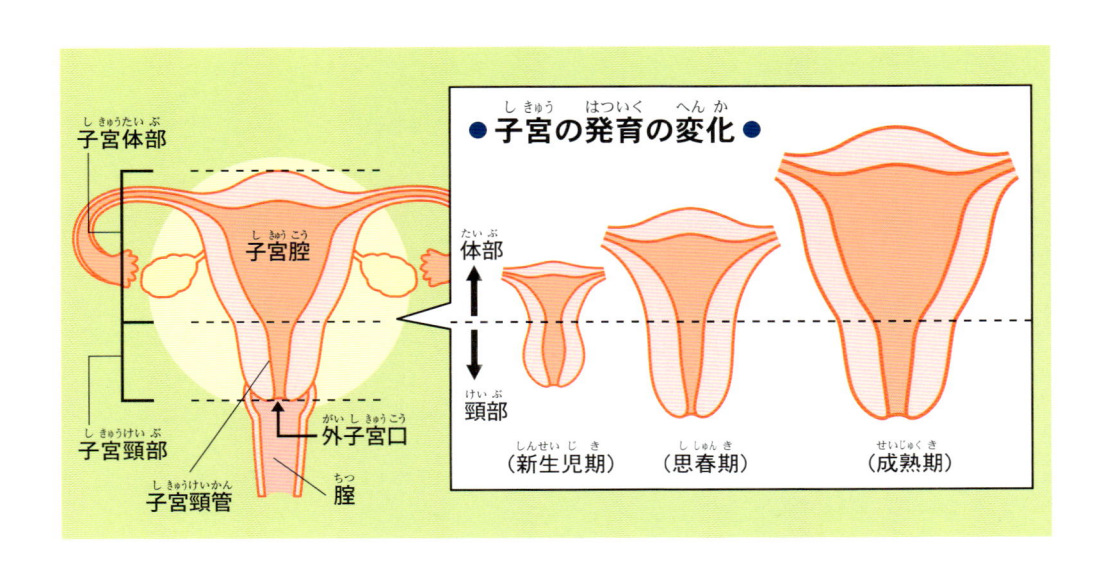

さらに、初経後次第に成熟し、排卵するようになると、PGが分泌されます。しばらくの間は、PGの分泌が過剰で必要以上に子宮の収縮があり、月経痛として悩みますが、成熟とともに、適量の分泌・収縮になり痛みも軽減します。

また、子宮は月経前に少し大きくなります。すると、神経や血管が豊かに走っている骨盤腔内、仙骨の前方を圧迫し、重苦しい、痛みの原因になります。

器質性月経痛

器質的なものとしては、子宮内膜症・子宮筋腫・子宮腺筋症・骨盤内炎症（性感染症も一因）・性器の奇形等が考えられますが、初経を迎えたばかりの子どもや思春期の始まりにはほとんどみられません（32～33ページ参照）。

月経痛をやわらげるために

卵巣機能は、卵巣と脳の中枢（視床下部・下垂体）の連携によるものです。精神的ストレスや、不規則な生活、また月経に対する不安や緊張は、中枢と卵巣の働きを乱します。その意味でも、月経は女性が健康的な生活を送る上でとても大切なものなのです。

自分の体に興味を持ち、規則正しい生活を送る事は、月経困難症の予防にも役立つでしょう（40ページ参照）。毎回寝込んでしまうほどつらい場合には、必ず専門家に相談しましょう。

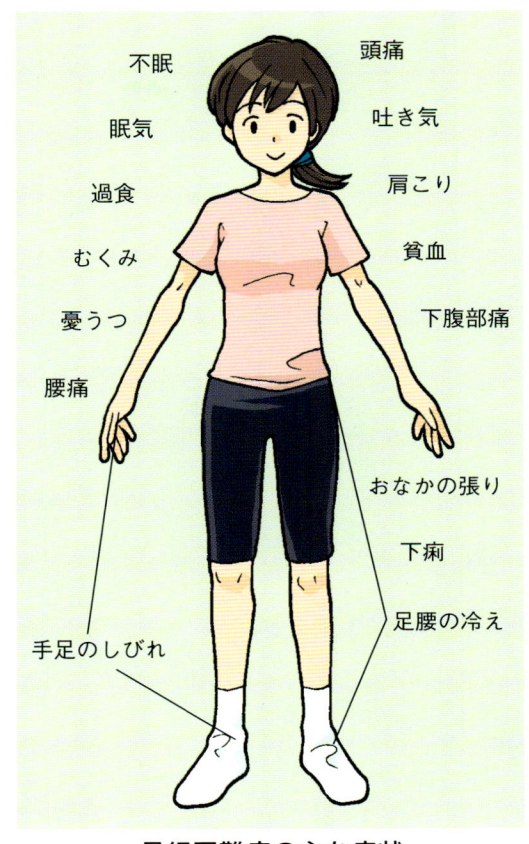

月経困難症の主な症状：不眠、眠気、過食、むくみ、憂うつ、腰痛、手足のしびれ、頭痛、吐き気、肩こり、貧血、下腹部痛、おなかの張り、下痢、足腰の冷え

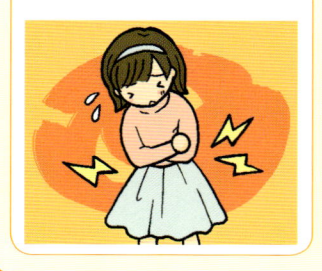

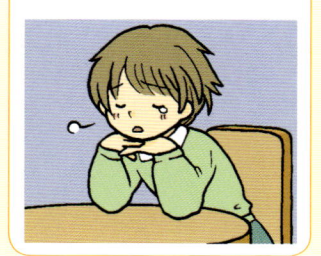

5 月経前症候群と周経期症候群

　月経に伴ってあらわれる症状（月経随伴症候群）として、月経困難症のほかに、月経前症候群（PMS）や周経期症候群（PEMS）という症状も近年注目されています。

　これらを理解することで、より快適に、前向きに毎月の月経を迎えてほしいと思います。初経から閉経まで、妊娠・出産・授乳の機会がなければ、一生の間に、年間12回×約40年（平均12歳〜54歳）、約500回も付き合うのですから。

月経前症候群（PMS）

　PMSは、「月経のはじまる3〜10日前からはじまる精神的、身体的症状で月経開始とともに減退ないし消失するもの（日本産婦人科学会）」と定義

PMSの症状

身体症状	精神症状	社会的症状
下腹部痛 腰痛 頭痛 眠くなる 乳房が痛い 食欲増加 のどが渇く	イライラする 怒りやすい 情緒が不安定になる 憂うつ 無気力 神経質になる	月経が嫌になる いつも通り仕事ができない 1人でいたい

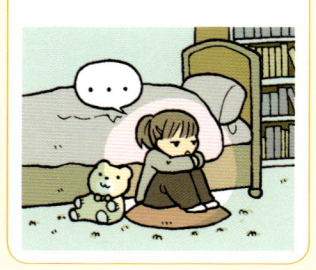

されています。

　月経痛などにくらべると、精神的な問題（眠気、イライラ、疲れやすさ、集中力低下など）が多く、その症状は約150にも及びます。若い人にもみられますが、30代〜40代の女性では何らかの症状を示す人が90％ともいわれます。

　諸外国をはじめとして、近年は日本でも、女性の社会進出とともに、例えば仕事の能率があがらないなど、実質的なマイナス要素があることが指摘されています。しかしこれは本人が悪いのではなく、PMSという状態なのです。成人より頻度は少なく、症状も軽いとは思われますが、思春期のうちから「PMSとは何か」を学び、備えることが必要だと思います。

周経期症候群（PEMS）

　PEMSとは「月経前期から月経期にかけて起こり、月経中にもっとも強くなる精神的・社会的症状で、月経痛に起因する症状」です。PMSとの区別は、月経痛の有無です。そして、PMSの症状は、月経開始とともに減退、もしくは消失するのに対し、PEMSの場合は、月経時にピークを迎えます。

　症状として、イライラ、無気力、不安、憂うつなどの精神的症状と、1人でいたい、月経が嫌になる、などという社会的症状がみられます。

　月経痛の改善法、対処法（40ページ参照）を学ぶことでPEMSに備えましょう。

月経随伴症候群

月経前症候群　PMS	月経困難症
月経開始の3〜10日前からはじまる精神的、身体的症状で月経開始と共に減退ないし消失するもの（月経困難症より精神面の症状が著しい） 排卵（ホルモン分泌の変調）が関係すると言われる。日常生活の見直し・ホルモン治療・精神安定剤などで治療。	月経期間中に、月経に随伴して起こる病的症状（機能性月経困難症・器質性月経困難症） 原因により鎮痛剤・月経痛体操・保温・ピル服用（排卵抑制その他の効果）・手術等、対応が異なる。
周経期症候群　PEMS	
月経前期から月経期にかけて起こり、月経中にもっとも強くなる精神的、社会的症状で、月経痛に起因する症状。月経痛の改善法・処置法が参考になる。	

6 月経時の注意すべき症状

月経痛以外の腹痛

月経痛はほとんどの女性にとって一度は経験したことのある症状だと思われます。しかし、月経痛だからといって放置していると、別の病気を見落としてしまうこともあるので、注意が必要です。

子宮内膜症や骨盤内腹膜炎の場合は、月経時以外でも慢性的な腹痛・腰痛・排便痛があります。ほかにも、卵巣の腫瘍や子宮筋腫、時には子宮外妊娠などが原因で下腹部痛が起こる場合があります。

婦人科の病気以外でも、膀胱炎や盲腸（虫垂炎）など、腹痛や不快感の原因となる病気がありますので、「月経痛だから」と我慢してしまうのではなく、気になる症状は大人や専門家に相談しましょう。

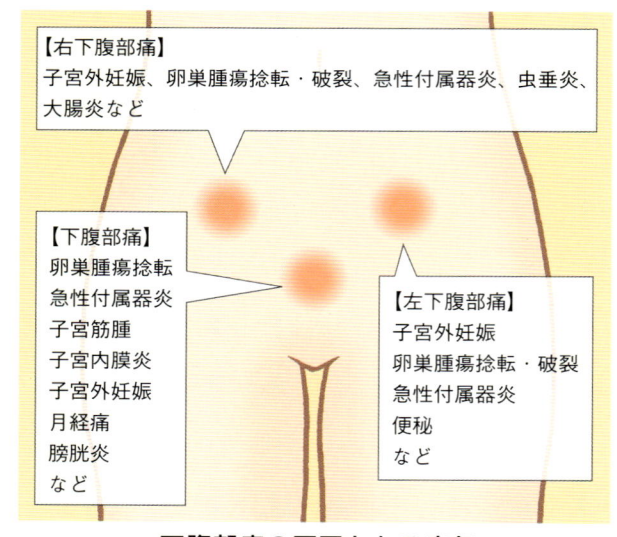

【右下腹部痛】
子宮外妊娠、卵巣腫瘍捻転・破裂、急性付属器炎、虫垂炎、大腸炎など

【下腹部痛】
卵巣腫瘍捻転
急性付属器炎
子宮筋腫
子宮内膜炎
子宮外妊娠
月経痛
膀胱炎
など

【左下腹部痛】
子宮外妊娠
卵巣腫瘍捻転・破裂
急性付属器炎
便秘
など

下腹部痛の原因となる病気

貧血

過多月経などが原因で貧血になることがあります。また、思春期は、体の成長に伴い鉄分の需要が大幅に増加するため、鉄欠乏性貧血になることもあります。

貧血になると、疲れやすくなり、息切れ、めまいなどの症状がでてきますが、貧血は徐々に進行するため、なかなか自覚症状がありません。日ごろから、バランスの良い食事をとるよう、注意しましょう。

月経血の色

月経血は主成分が血液ですから赤色です。時間が経つと茶色くなりますが、これは血液中の鉄分が酸化し酸化鉄になるためです。月経血が多いときは、酸化される時間もなく赤いまま排出されますが、少ないときにはゆっくりと時間をかけて出てくる間に酸化して、茶褐色や鉄さび色になります。このような症状は過少月経の時にも見られます。

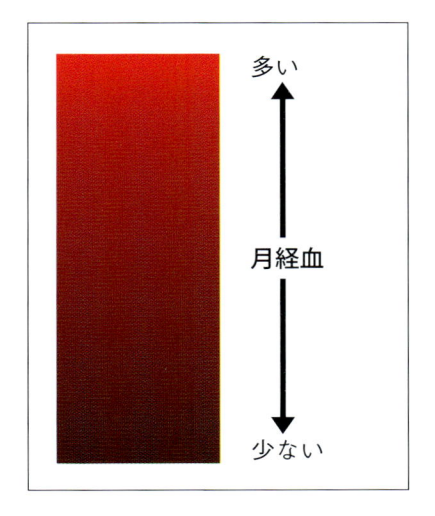

多い
月経血
少ない

不正出血（不正性器出血）

月経でない時の性器（子宮や腟）からの出血を不正出血といいます。子宮がんや糜爛、腟炎など、病気が原因となる場合と、排卵期出血など、とくに病気ではない場合とがあります。

若い人にはあまりないようですが月経だと思っていたら、じつは不正出血だったということもあるので、注意が必要です。

排卵期出血とは

排卵のころに見られる茶褐色、あるいは粘液に混ざった赤い微量のおりものを、排卵期出血といいます。

これは生理的なできごとなので心配はないのですが、排卵であるということを確認するためにも、基礎体温を測っておきましょう。低温から高温への移行期であれば、排卵期出血です。

7 月経トラブルに気づくために

月経のしくみを知っておこう

月経は、脳の視床下部や下垂体、卵巣、子宮の連携によって起こります。

① 視床下部
血中の卵胞ホルモン（エストロゲン）、黄体ホルモン（プロゲストーゲン）が少なくなると、下垂体へ信号を送る役割を持っています。

② 下垂体
その信号を受けて、卵巣に性腺刺激ホルモンを送ります。

③ 卵巣・子宮
発育過程の卵胞（卵巣にある、卵子の入っている部分）は、卵胞ホルモンを分泌します。卵胞ホルモンの濃度が高まると、子宮内膜が厚みを増していきます。

④ 視床下部・下垂体
卵巣から分泌された卵胞ホルモンが血液によって運ばれ、視床下部が下垂体に性腺刺激ホルモンの一種である黄体化ホルモンが分泌されるように信号を送ります。

⑤ 卵巣・子宮
黄体化ホルモンの影響で排卵が起こります。排卵後の卵胞は、黄体となり、卵胞ホルモンと黄体ホルモンが分泌されます。黄体ホルモンは、子宮内膜を、受精卵が着床しやすい状態に変化させます。

⑥ 月経の開始
排卵後にできた黄体は、受精卵の着床がないかぎり、二週間程で寿命を迎えます。このとき、黄体ホルモンによって維持されていた子宮内膜がはがれ、出血を伴って、月経血として排出されます。

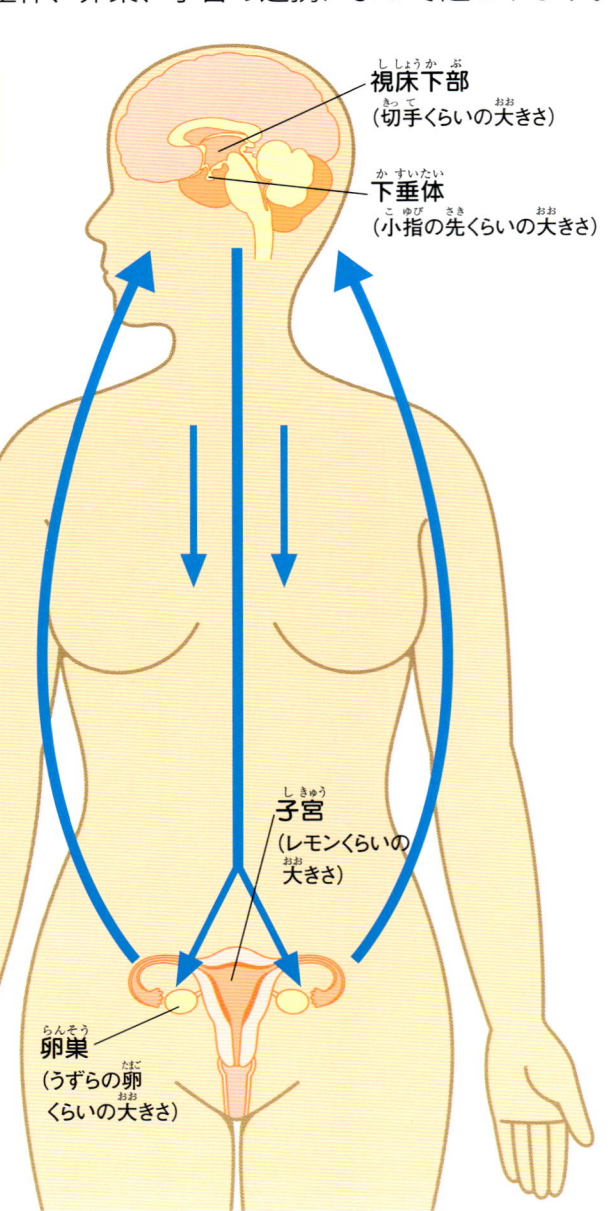

視床下部（切手くらいの大きさ）
下垂体（小指の先くらいの大きさ）
子宮（レモンくらいの大きさ）
卵巣（うずらの卵くらいの大きさ）

基礎体温表をつけよう（15ページ参照）

活動をすると、体の新陳代謝は高まり、体温が上昇します。その前の、朝目覚めたばかりの体温を、基礎体温といいます。この基礎体温を測る事によって、卵巣の動きが順調かどうかがわかり、もし何かトラブルがあった時に、専門家に相談する際にも役立ちます。

月経開始日から排卵までの卵胞期は低温が続き、排卵後の黄体期は高温が続きます。ですから、基礎体温を毎日記録し、グラフにすると、低温・高温の二相性を示す基礎体温曲線が描かれます。高温期は平均14日ですが、低温期は長短があり、それによって月経周期が長め、短めとなります。

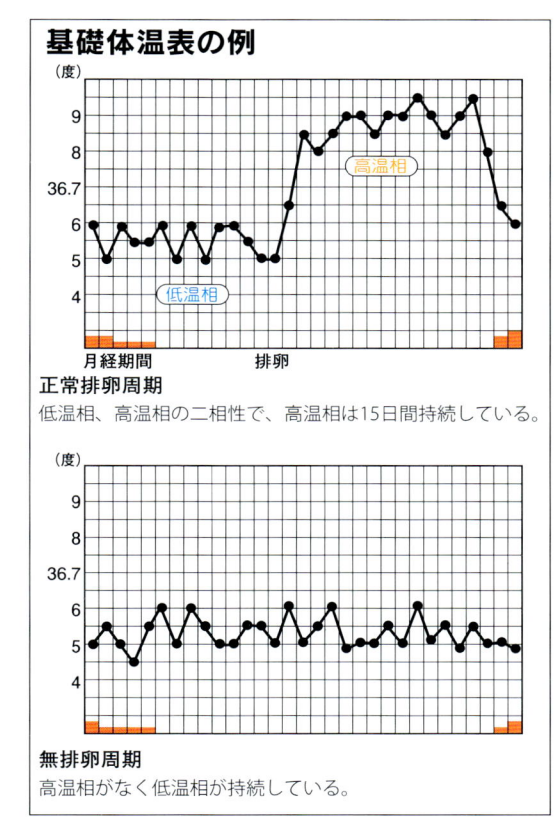

基礎体温表の例

正常排卵周期
低温相、高温相の二相性で、高温相は15日間持続している。

無排卵周期
高温相がなく低温相が持続している。

グラフ上の低温から高温に移行するあたりが排卵期で、排卵期が近づくと、月経の通り道（頸管）から粘液（頸管粘液）が多量に分泌されます。下着につく、ねばねばした透明なものがそれです。通常は、子宮の入り口（子宮口）を硬く粘調な粘液が塞ぎ、病原体や精子の進入を防いでいますが、排卵が近づくとホルモンの働きで精子が通りやすいように子宮口の粘液も変化するのです。

排卵の約14日後には月経が来るので、基礎体温を参考に、体と心の準備をすることができます。

低温のまま月経がくれば、無排卵性月経ですから、治療が必要です。高温が14日以上続けば妊娠の可能性があります。

8 子宮内膜症・子宮筋腫・子宮腺筋症

写真提供：東京大学医学部産科婦人科学教室　堤 治 先生

子宮内膜症

　子宮内膜症とは、何らかの原因で卵巣・卵管・子宮を包んでいる腹膜などに迷入した子宮内膜組織が、ホルモンの働きで増殖、出血を繰り返し、卵巣内に月経血がたまったり、周囲の腸管、その他の骨盤内の臓器との癒着が生じたりするものです。

　思春期の始まり、初経をみたばかりの子どもにはほとんど見られませんが、思春期後期にはみられる症状です。

　対策が遅れると癒着がひどくなり、不妊の原因にもなるので早めの対策が必要です。

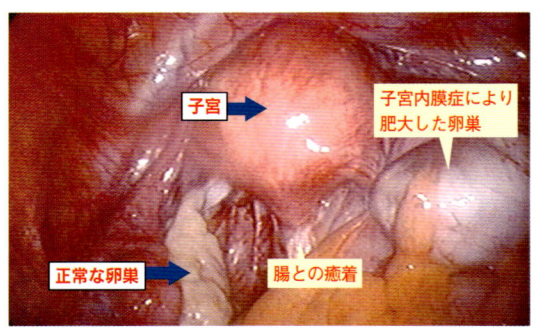

子宮内膜症による卵巣肥大、腹膜との癒着が発生した症例

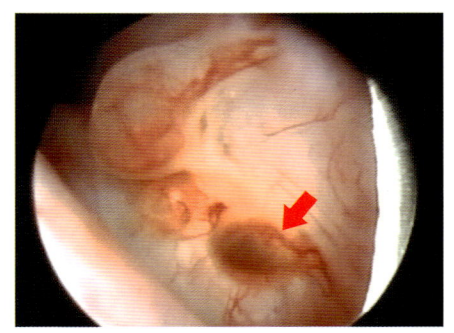

腹膜に子宮内膜症が発生した症例

こんな症状があったら要注意

- 激しい月経痛
- 月経時に吐き気や頭痛が起こる
- 回を重ねるごとに月経時の諸症状が重くなる
- 月経時以外も下腹部痛・腰痛がある
- 過多月経

子宮筋腫

　子宮の壁の筋肉の一部に瘤のような塊ができる病気で、成熟女性の3〜5人に1人は子宮筋腫を持つといわれています。良性の腫瘍ですから、すぐに治療が必要なわけではありませんが、筋腫の大きさや発生部位によって症状は異なるため、なかには手術を必要とする場合もあります。

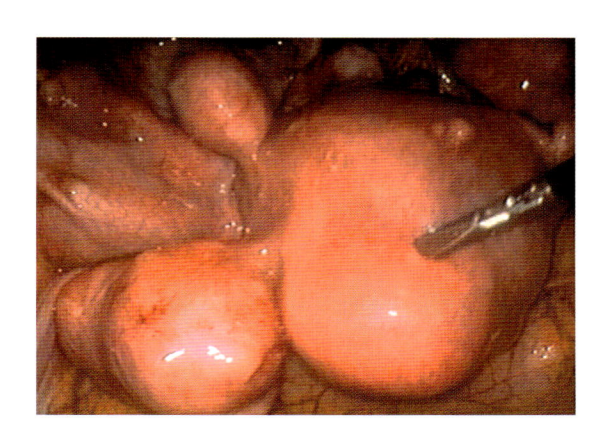

こんな症状があったら要注意
- 過多月経
- 月経痛がひどくなる
- 貧血
- 便秘、頻尿
- 月経時以外にも下腹部痛、腰痛がある
- 下腹部にしこりがある

子宮腺筋症

　子宮内膜症の一種で、子宮内膜組織が子宮壁（筋層）に迷入したために起こるホルモン依存の良性の病気です。筋層内の子宮内膜細胞の増殖により、子宮筋腫同様、子宮全体が大きくなり出血量が増し（過多月経）、月経困難症・貧血などの症状がみられます。

9 思春期に起こりやすい月経トラブル

ダイエットと月経

　無理なダイエットは健康によくないことはもちろん、無月経を引き起こす原因にもなります。しかし、TV・雑誌などでは、これでもかこれでもかと痩せ礼賛ブーム。素敵な洋服を着るために、もっと痩せなくては…という強迫観念にかられた女性が増えているように感じられます。

　習っているバレエのために、食事制限をしている小学6年生の女の子がいました。1年前には胸の膨らみがみられたのに、今は骨ばかりが目立ちます。初経後、順調に毎月きていた月経も、1年近く止まっています。そこで、内科の先生に診てもらったところ、血液検査で肝臓機能の悪いこと、たんぱく質・中性脂肪・血糖値の低いことなどを注意されたそうです。また婦人科で血液中のホルモンを測ったら、脳の中枢からのホルモンも卵巣からのホルモンも低く、これからは小児科と婦人科で治療をすることになりました。

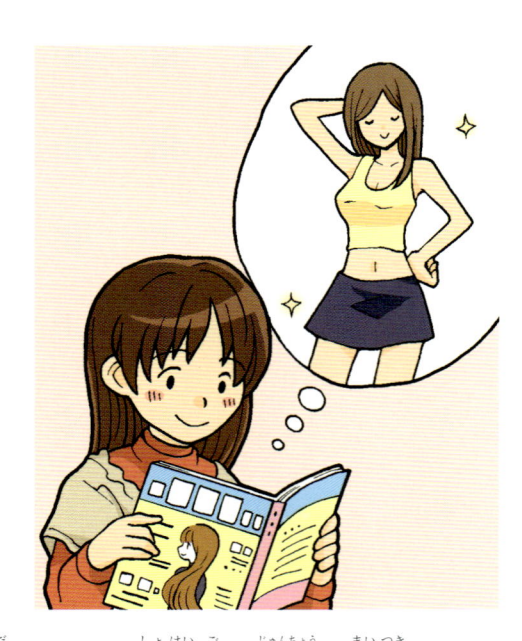

スポーツと月経

　アスリートのA子さんはとても頑張りやさんでした。学問にも力を注いでいたため、食事に注目する時間がありません。どんどん体重が落ち、ついには月経不順から無月経になってしまいました。これも明らかな「体重減少性無月経」です。

体重が標準の−30％まで減ってしまったため、ここで月経を起こすとかえって消耗してしまいます。根気づよく体重を回復していくしかありません。

ストレスと月経

月経不順で来院された患者さんに、わたしはわざと冗談っぽく「失恋した？」と聞くことがあります。「なぜって、失恋てとても心が痛むことよね。何か心配事ある？」と話し始め、彼女の心理的負担が月経不順のきっかけではないか考えます。失恋のほかにも、両親が不仲だったり、友人関係のトラブルだったり、自分に自信がなかったり……。思春期の一過程ではありますが、本人にとっては深刻な問題です。そして月経不順の治療には、心の問題をときほぐすことも大切なのです。

過換気症候群

過換気症候群とは、呼吸が浅く、速くなる過換気状態になることで、血液中の二酸化炭素が減り、手足のしびれや息苦しさ、重症な場合にはけいれんや失神が起こることもある病気です。多くは不安やパニックなどの心理的要素によって起こりますが、月経時の強い痛みが原因となることもあります。周囲は慌てず、紙やビニールの袋で口、鼻のあたりを覆い、ゆっくりと呼吸させることで、呼気中に排出される二酸化炭素を再び袋から吸い込めるようにします。ただし、ほかの病気がある場合や繰り返し起こる場合は医師の指導を受ける必要があります。

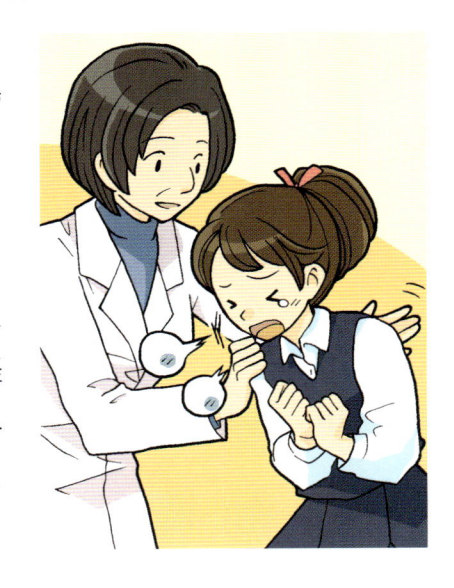

声をかけ、肩や手をなで、タッチングによる安堵感を与えるとやがてぽっかりと目を開けるでしょう。電車の中で倒れたり、救急車で運ばれたりすると、次の月経のときに、その際の恐怖心や羞恥心がよみがえり、登校できなくなってしまうこともあるので、心理面のケアが必要です。

まとめ

月　経	
月経周期	25～38日、その変動は6日以内
出血持続日数	3～7日、平均4.6日
経血量	20～140mL（うち血液量は約50％）
卵胞期（増殖期・低温期）	17.9±6.2日
黄体期（分泌期・高温期）	12.7±1.6日
初経	12歳（思春期：8、9～17、18歳）
閉経	50.5歳（45～56歳）（更年期：閉経±5年）

月　経　異　常	
早発月経	10歳未満の初経発来＊
遅発月経	15歳以上、18歳未満に初経発来＊＊
原発性無月経	満18歳を過ぎても初経のこない場合
続発性無月経	これまであった月経が3か月以上停止している場合＊＊＊
稀発月経	月経頻度が極端に少ない。39日以上、3か月以内
頻発月経	月経周期が異常に短い。24日以内
過多月経	月経血量が異常に多い＊＊＊＊
過少月経	月経血量が異常に少ない
過長月経	出血日数が8日以上続くもの
過短月経	出血日数が2日以内のもの

＊早発思春期：月経初来10歳未満、乳房発育7歳未満、性毛発生9歳未満
＊＊遅発思春期：月経初来14歳、乳房発育11歳、性毛発生13歳
＊＊＊生理的無月経（妊娠・産褥・授乳）を除く
＊＊＊＊原因：器質的疾患・卵巣機能不全・血液疾患

第3章

月経時を気持ちよく乗り切るために

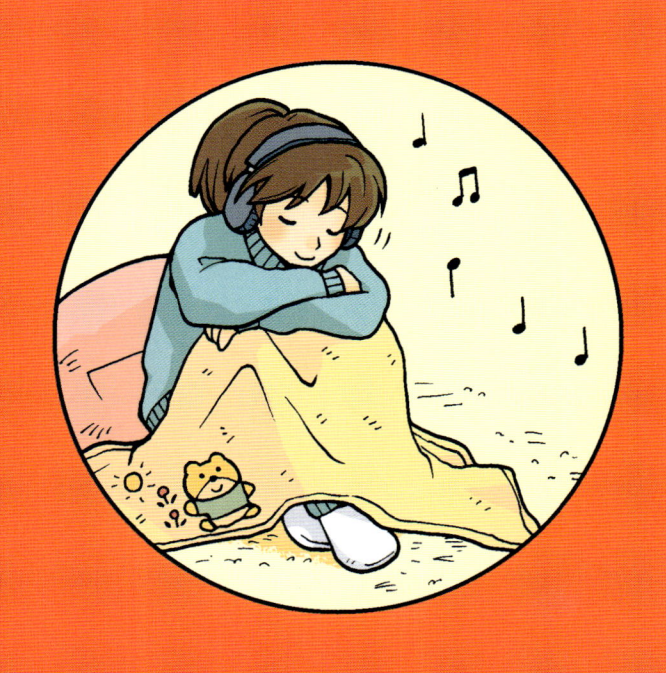

月経と関係のある生活・行動チェック

それぞれの項目の中で当てはまるものをチェックしよう。

【食事】

- ☐ 朝食を抜くことが多い。
- ☐ 野菜や海藻はあまり食べない。
- ☐ 豆や豆腐はあまり食べない。
- ☐ 魚介類はあまり食べない。
- ☐ 牛乳や乳製品はあまり食べない。
- ☐ スナック菓子をよく食べる。

【生活習慣】

- ☐ 朝寝坊を毎日のようにする。
- ☐ 寝る時刻は午後11時を過ぎている。
- ☐ 入浴はシャワーだけ。
- ☐ 便秘がちである。
- ☐ 肌着をほとんど着ない。
- ☐ いつも手足が冷たい。

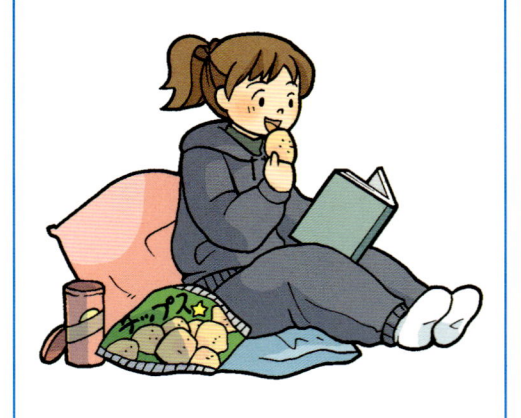

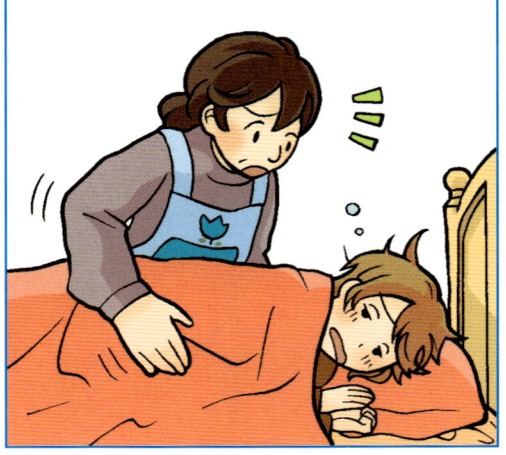

▼

　上の項目が3つ以上当てはまる人は、食事習慣が乱れていたり、栄養がかたよっている可能性があります。
　40〜41ページを参考にしてください。

▼

　上の項目が3つ以上当てはまる人は、生体リズムが乱れていたり、体が冷えやすくなっている可能性があります。
　40〜43、46〜47ページを参考にしてください。

月経時をラクに過ごすためには、日ごろからの生活を整えることが大切です。月経が始まると貧血になる人がいますが、特に食事ではダイエットや好き嫌いをせずしっかり食べることが大事です。月経があることは大人の女性では当たり前のことですから、もっとオープンにいろいろ話し合ってみましょう。もっとラクな過ごし方がみつかりますよ。

【記録と準備】

- ☐ 月経の始まった日にちを手帳やカレンダーに記録していない。
- ☐ 経血の量や色をよく見ない。
- ☐ 月経用品がなくて困ることが多い。
- ☐ 次の月経がいつごろかわからない。
- ☐ 経血のついた下着も自分で洗わない。
- ☐ 自分で月経用品を準備していない。

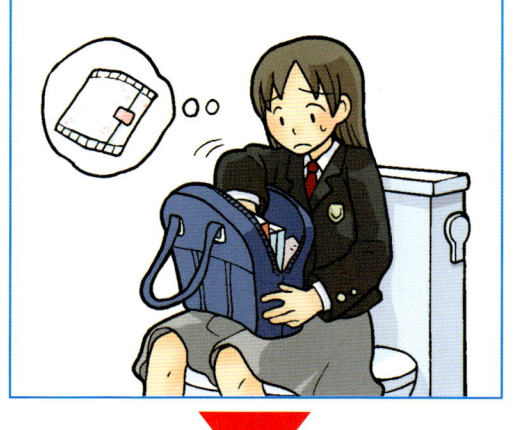

【月経のイメージ】

- ☐ 月経のことは誰とも話さない。
- ☐ 月経痛はがまんする。
- ☐ 月経中はとても憂うつである。
- ☐ 月経用品を買うのが恥ずかしい。
- ☐ 月経についておうちの人や学校の先生に相談できない。
- ☐ 月経なんかなければよいと思う。

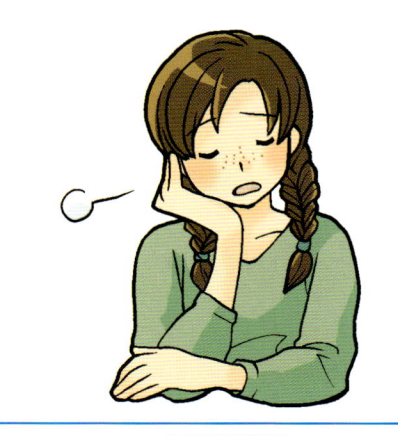

▼

上の項目が3つ以上当てはまる人は、自分の月経に対する意識が足りないかもしれません。月経周期など、自らの月経について知ることは、健康を保つためにも大切なことです。
44〜45ページを参考にしてください。

▼

上の項目が3つ以上当てはまる人は、月経に対してあまりよいイメージを持っていないようです。月経があるのは女性にとって当たり前のこと。前向きにとらえましょう。
44〜48ページを参考にしてください。

1 セルフケアいろいろ

十分な休息・睡眠をとる

　月経周期の後半、排卵が起こってからは黄体ホルモンの働きで眠気を感じる人が多くなります。また月経中も夜間、経血のもれを気にして眠りが浅くなりがちです。夜更かしをせず、寝る前にはカフェインが多いコーヒーや紅茶を控えましょう。

　寝る直前のTVゲームは脳が興奮して寝つきが悪くなります。寝る前のひとときは自分の好きなことをしてリラックス。眠くなったらすぐにベッドに入るとよく眠れます。夜安心して眠るためには、大きめの夜用ナプキンや防水シーツが便利です。

　昼間の眠気も新しい月経周期が始まるために必要な休憩と考えてゆったりと過ごしましょう。

バランスのとれた食生活

　若い女性には貧血が多いのですが、その原因のひとつに月経によって毎月定期的に血液を（少量ずつですが）失っていることが挙げられます。貧血はよほどひどくならない限り、めまい、息切れ、立ちくらみなどの症状は出ません。しかし軽い貧血は「半健康状態」といって、何となく元気が出ないなど不調を招きます。全身の調子が悪いと、そのような人は月経前の下腹部の不快感やイライラ感、月経痛も強くなりがちです。貧血にならないためには、何でも好き嫌いをせずにバランスよく食べることです。

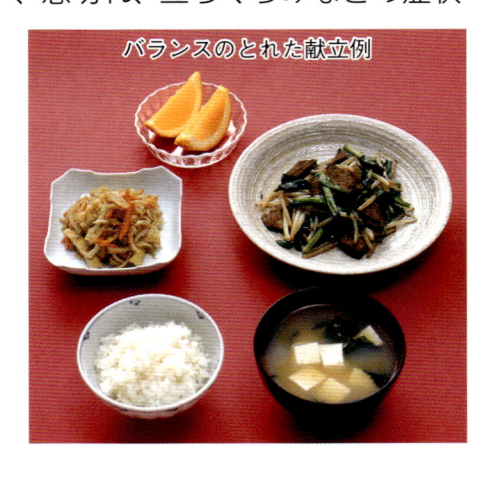

バランスのとれた献立例

＊積極的に食べたい食品

女性は貧血の症状がなくても、ふだんから鉄分の多い食品を意識して食べるようにしましょう。鉄分を取るには肉や魚、豆腐、緑黄色野菜、ひじきなどの海藻を使った料理がおすすめです。また、月経前のイライラ感などの症状にはカルシウムが多い小魚類、ミネラルやビタミンB_1を含むナッツ類、ごま、玄米ご飯や全粒粉のパンなどがよいでしょう。

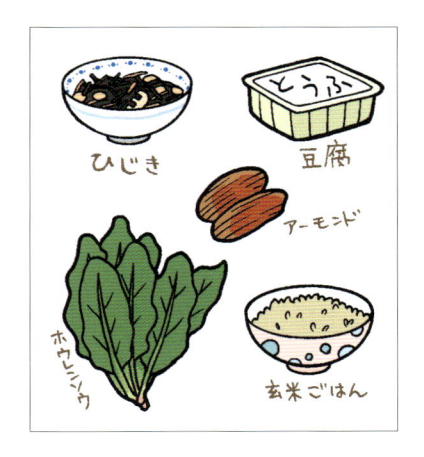

＊月経前にとくに控えたい食品

月経前のむくみ、乳房の張りを軽くするには塩辛いものを控えることが大切です。ベーコン・ソーセージ、塩分の多いスナックはやめましょう。月経前には甘いものを食べたくなる人が多いのですが、チョコレートはカフェインが入っているので月経前のイライラ感が強くなります。甘いものが食べたくなったら和菓子がよいでしょう。また、月経前には腸の動きが悪くなるのでおなかが張って便秘になる人がいます。食物繊維の多い海藻、こんにゃく、芋類、豆類を取りましょう。

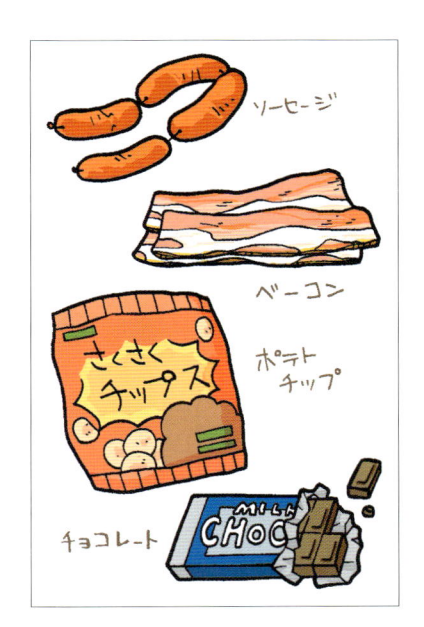

3食きちんと食べよう

- きちんと3食食べないと、途中でおなかがすき、スナック菓子を食べることになります。そうすると塩分の取りすぎ、たんぱく質やミネラル不足になります。
- ご飯やパンをちゃんと食べないと、炭水化物不足で血糖値が低下し、イライラ感が強くなります。
- 小食では、エネルギー不足からくる「冷え」が起こり月経痛を悪化させます。

月経中は体を温めよう

＊痛みのあるところを温める

　月経中の下腹部の重苦しい感じ、鈍い痛みは、骨盤内のうっ血（血行が悪いこと）が原因です。下半身の血液循環をよくするために、月経中はとくにへそまであるショーツをはき、毛糸のパンツ、腹巻などで下腹部と腰を冷やさないようにします。下腹部や腰に使い捨てカイロをあてたり、保健室で湯たんぽを借りてひざの上に乗せたりしても、楽になります。

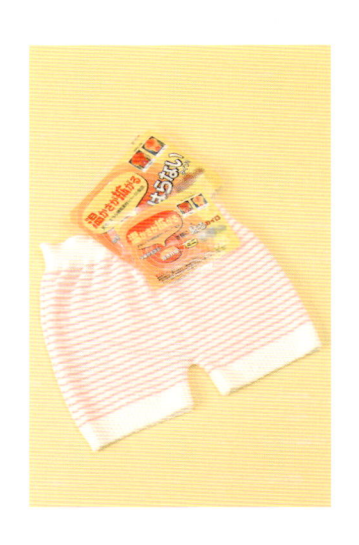

＊体全体を温める

　手足が冷たくなって困ることはありませんか？　冷房の効いた室内にいるときには長そでのカーディガンを着るようにして冷えを防ぎましょう。冷気は下にたまりますので、ひざ掛けも効果的です。また、冬には手足を出さずに手袋、靴下で温かくしましょう。

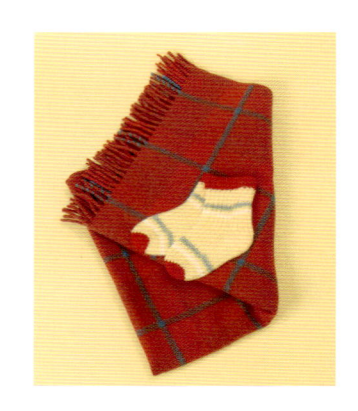

＊温まる食事と飲み物

　煮込みうどん、とろみのついたスープ、雑炊などは、消化もよく体の中から温まります。サラダやパンではなく、温かい汁物がおすすめです。おやつ時や寝る前にはホットミルクもいいですね。月経前や月経中のイライラ感や憂うつを和らげ、リラックスするにはカフェインが含まれないハーブティをお試しください。きっとあなたの好きな香りのハーブがみつかりますよ。

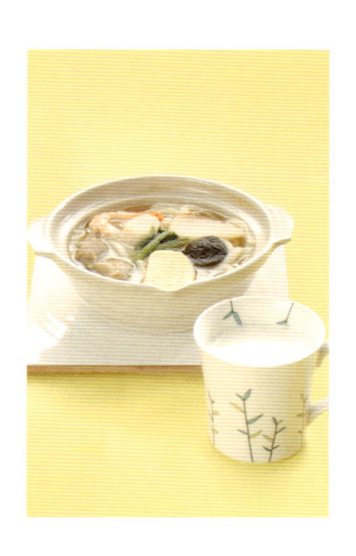

お風呂で血行をよくする

＊月経時の入浴

　月経中にこそシャワーだけでなく湯船でゆっくり温まり、さっぱりときれいにしてください。経血の量が相当多くない限り、湯船の中では経血が出たりはしないものです。温泉など他の人と一緒の時にはタンポンを使うと安心です。2日目を過ぎて、経血の量が少なくなっていればそのまま入っても大丈夫ですよ。

＊入浴できないとき清潔にする方法

　経血が外陰部についたままにすると、細菌が増えたり、臭ったりすることがあります。お風呂やシャワーに入れないときには、外陰部をウォッシュトイレで洗ったり、清浄綿（香料を含まないウェットティッシュ）で拭くとさっぱりします。

＊効果的な入浴法

　ぬるめのお湯にゆっくりつかります。からだのしんまで温まるには、長めにつかっている必要がありますので、熱いお湯は適しません。また、胸までお湯に入っているとすぐにのぼせてしまうので、心臓のあるあたりまでをお湯から出した半身浴がよいでしょう。足湯も全身が温まる方法です。

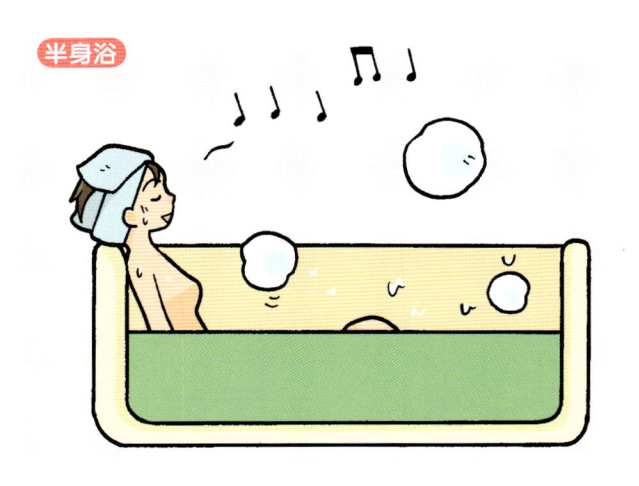

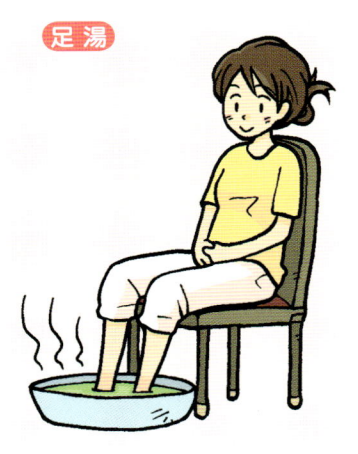

半身浴　　　　　　　　　　　足湯

前向きな気持ちで過ごそう

＊月経中の運動

月経前や月経中の運動は血行をよくし、むくみをとり、月経痛を軽くする効果があります。体育や部活のスポーツを休む必要はありません。しかし、無理して水泳や激しい運動をすることは避けましょう。タンポンを使えば経血がもれる心配がなく、もしもれても濃い色の長いジャージだったら分かりにくく、安心です。

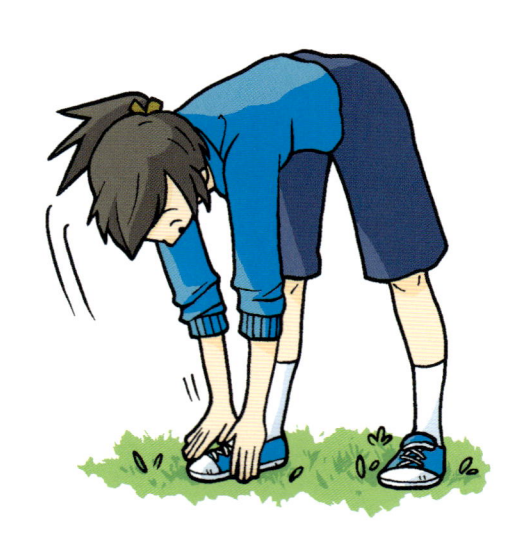

＊月経記録をつけよう

次の月経がいつ始まるか予測できる、月経の調子が悪いときにすぐに分かって相談できる、月経を記録していればこんなメリットがあります。方法は、手帳に始まった日だけをつける簡単な方法から、経血量やその日の体調まで書くものもあります。習慣になってしまえば難しくありません。まだ記録していない人は手帳やカレンダーにしるしをつけるなど簡単な方法で始めてみましょう。月経周期に伴う気分や体調の変化に気づいたり、将来妊娠を計画するときにも役立ちます。

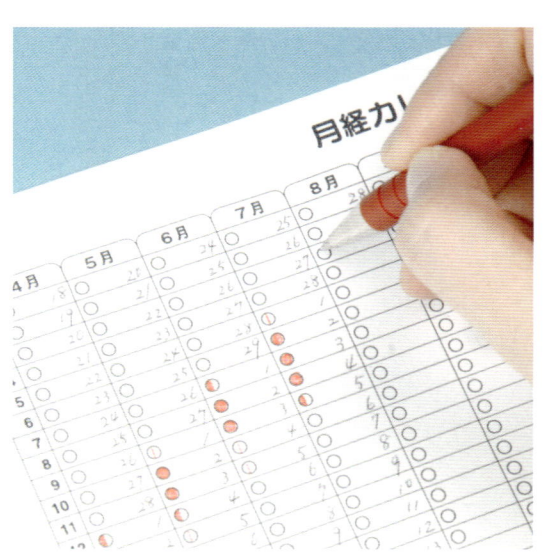

記録用紙として、58ページの表をコピーして使うことができます。また、(社)日本家族計画協会で購入することもできます。

第3章　月経時を気持ちよく乗り切るために

月経について話してみよう、相談しよう

「月経周期が不順だ」「月経痛をがまんしている」など自分ひとりで悩まないでまずはおうちの人に相談してみましょう。お母さんは「月経」の大先輩です。ふだんからタブーにしないで友だち同士でも月経の様子が話せるといいですね。お姉さんや、養護の先生も頼りになりますよ。月経の悩みを診療しているのは「婦人科」の医師ですが、最近は婦人科のクリニックも女性医師が多くなり、行きやすくなりました。地域の助産院の助産師も思春期の月経や体の相談にのってくれます。

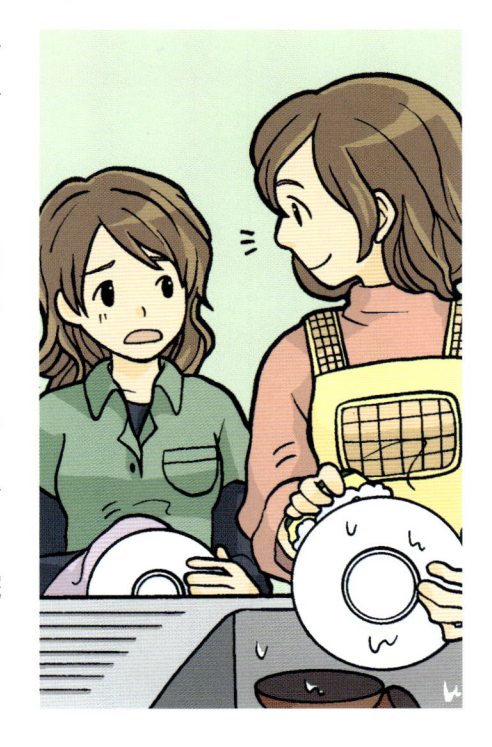

こんなときには医師に相談しましょう（第2章参照）

・月経がいつも1～2日間で終わってしまう、または8日以上続く。
・月経周期がいつも24日以内または39日以上。
・順調だった月経が3か月以上来ない。
・月経開始後3日目以降も経血量が減らない、血の塊がよく混じる。
・月経痛がひどく、学校を休みたくなる。
・月経前の不快症状（下腹部の痛み、張り、イライラ感）が強い。

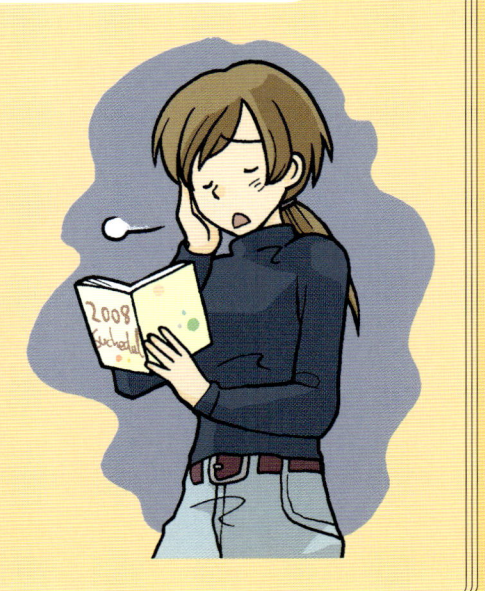

その他の月経痛対策

月経痛は、程度の差はありますが、ほとんどの女性が経験しています。初経後1〜2年経ってから月経痛が強くなることが多いものです。プロスタグランジンという血液中の物質が多い場合、子宮を強く収縮させるので子宮の血流が悪くなり、痛みが起こります。温めるケア（42〜43ページ）も効果的ですが、それ以外の方法を紹介します。

*月経痛を和らげる体操・マンスリービクス

マンスリービクスは、骨盤を動かして子宮の周りの血行をよくする体操です。月経痛のある時に行います。

片ひざ抱え

1．用意：
あお向けに寝て、両足をそろえてひざを立てる。

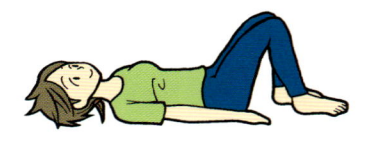

2．カウント1〜3：
右手で右ひざを持ち、左手で右足首を持って、右肩方向に抱え込むように曲げる。

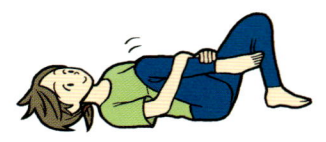

3．カウント4：
用意の姿勢に戻す。

4．カウント5〜7：
左手で左ひざを持ち、右手で左足首を持って、左肩方向に抱え込むように曲げる。

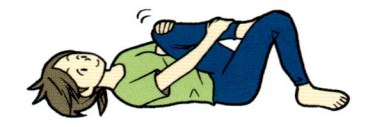

5．カウント8：
用意の姿勢に戻す。

(出典) 松本清一, 湯澤きよみ『マンスリービクス』(社)日本家族計画協会(1999)

ネコの背中

1．用意：
両手両足を腰幅に開いて床に垂直につく。

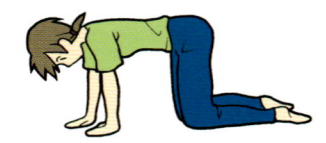

2．カウント1〜4：
背中を丸め、頭を中に入れる。息を吐きながらおなかを締めて、腰を伸ばす。

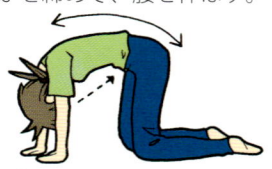

＊ネコがしっぽを股間に入れるイメージで、おなかを締めながら骨盤を前に傾ける。背中で天井を押し上げるようにしながら、顔はへそを見るようにする。

3．カウント5〜8：
ひと息入れた後、息を吐きながら背中を縮め、体を反らせながら頭を上げる。

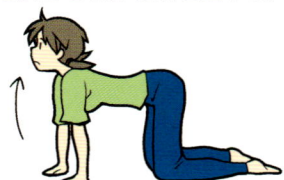

＊反るときは、腰を後ろに反らせながら頭を上げ、ひじが曲がらないようにする。ゆっくりと呼吸に気をつけながらくり返す。

第3章　月経時を気持ちよく乗り切るために

＊ストレッチ

全身の血行がよくなり、筋肉がほぐれるストレッチは気持ちがよいものです。月経痛で緊張して硬くなった体をほぐしましょう。

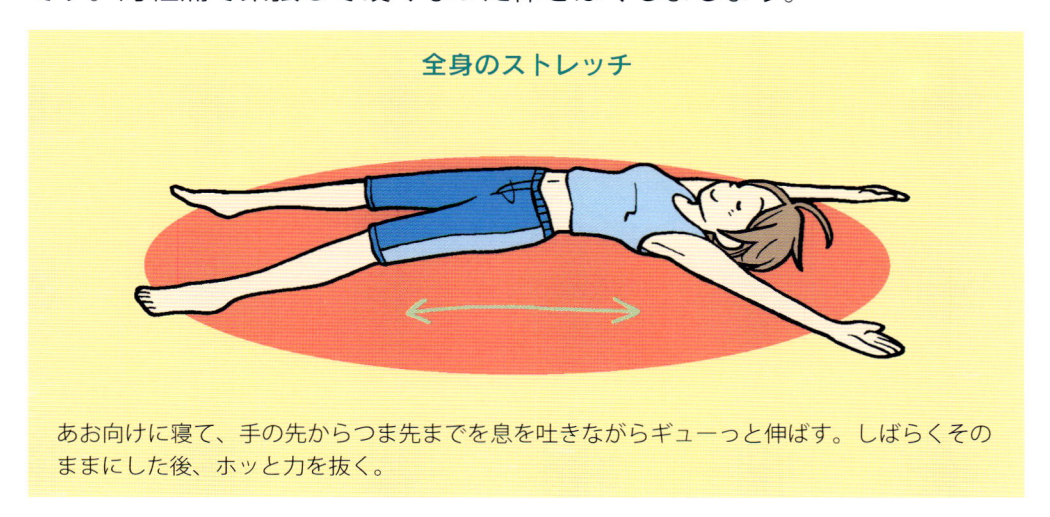

全身のストレッチ

あお向けに寝て、手の先からつま先までを息を吐きながらギューっと伸ばす。しばらくそのままにした後、ホッと力を抜く。

＊指圧のツボ

月経痛のときだけでなく月経が始まる3〜4日前からツボを刺激します。指で気持ちいいくらいの力で押す「指圧」のほかに、ツボに温かいタオルを当てて温湿布したり、足首までの足湯も効果があります（三陰交）。

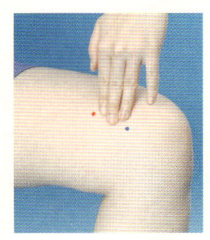

血海
ひざの皿の端（青）から指3本分上の足の内側にある、血行を促すツボ（赤）。ひざをつかむように親指で押す。

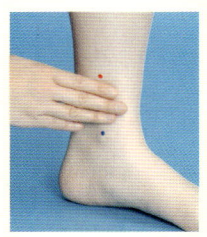

三陰交
内側のくるぶし（青）から指4本分上にある、冷えに効果的なツボ（赤）。妊娠中は指圧してはいけない。

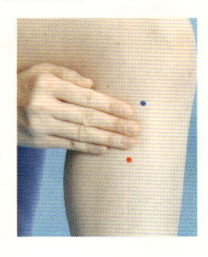

足三里
ひざの皿の外側の下（青）から指4本分下にある（赤）。疲れやすさやだるさを和らげる。

注意
ツボ指圧は、一時的に症状を和らげるものであり、治療ではありません。症状が重い場合は、必ず医師の診察を受けましょう。

鎮痛剤

＊「痛み止め」を使う

　月経痛がひどいのにがまんしていませんか？　保温や運動などのケアをしてもあまり効果がないとき、忙しくて手軽に痛みを軽くしたいときには市販の「痛み止め」が便利です。薬を飲むと「くせになる」という人がいますが、月経痛で服用するのは月に1～2日間ですので問題はありません。

＊効果的な「痛み止め」の飲み方

　月経が始まってからだんだんと痛みが強くなるのが普通ですので、月経が始まったらすぐに飲み始めるとよいでしょう。飲み薬は全身に作用するまで時間がかかりますので、痛みが激しくなってから飲んでも、効くまでしばらく待たねばなりません。痛みが強くなる前に飲み始めるのがコツです。これらの痛み止めは胃が荒れる副作用がありますので、空腹のときは何か食べてから服用してください。

＊「痛み止め」も効かないとき

　痛み止めを飲んでも効かないとき、痛みで学校へ行きたくない、授業や遊びに集中できない、痛みのために吐き気がするなどのときには、医師による診察が必要です。おうちの人や、養護の先生に相談して、行きやすい婦人科医院を探し、初めてのときは一緒に行ってもらいましょう。

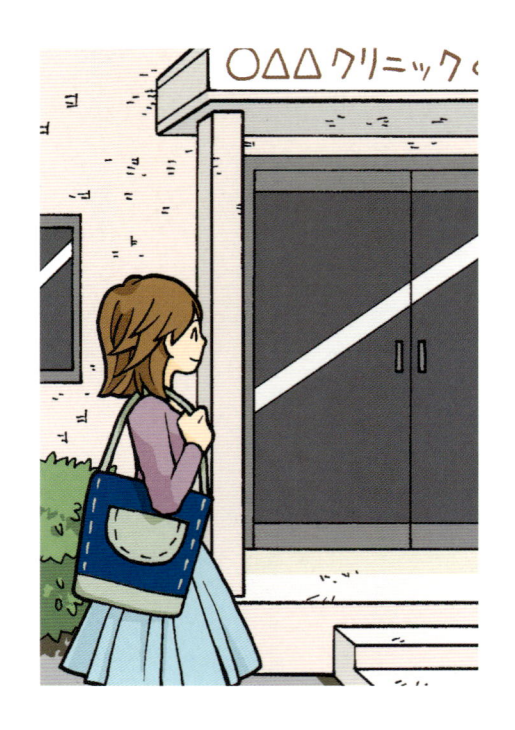

第3章　月経時を気持ちよく乗り切るために

2 婦人科ってどんなところ？

　婦人科は、妊娠や出産だけでなく女性特有の症状や病気を診る、女性の体のスペシャリストと言えます。婦人科へ行くことは、女性の体について学ぶチャンスであり、欧米では10代の女の子も積極的に受診しています。

　婦人科に行くと必ず性器の検査（内診・50ページ参照）があるというわけではないので、心配しないでください。10代の女の子に対しては、必要に応じていろいろな検査法の中からどれがよいかを選択します。

　まずは医師に相談してみましょう。

Q. どんな準備をすればよいのですか？　服装は？

　婦人科を受診しようと考えてから、決断して病院に行くまでには、時間がかかることも多いかもしれません。

　婦人科へ行く前に、まずは、基礎体温を測ってみるといいと思います。そして、気になる症状などをあらかじめメモにとっておきましょう。

　病院に行くと問診票を渡されます。その質問には正直に答えてください。

服装：急激な腹痛などで病気が考えられるときは、下着を脱いで検査（内診）を受けるので、スカートがよいでしょう。ふわっとしたスカートなら下着を脱いでも下半身がかくせるのでおすすめです。そうでないときは、パンツでも構いません。

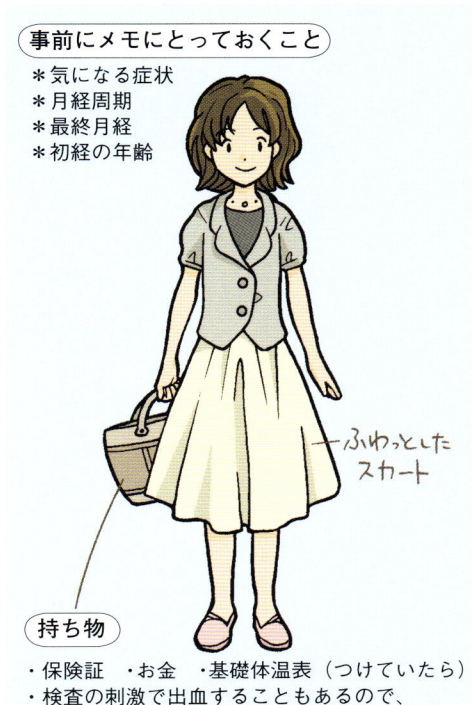

事前にメモにとっておくこと
＊気になる症状
＊月経周期
＊最終月経
＊初経の年齢

ふわっとしたスカート

持ち物
・保険証　・お金　・基礎体温表（つけていたら）
・検査の刺激で出血することもあるので、ナプキンを1枚持っていくといいでしょう。

49

Q. いつ行ってもよいのですか？

一般的には月経時は避けた方がいいでしょう。しかし、絶対、診察できないわけではありません。月経痛が強い、突然の下腹部痛など緊急性のあるものは時期を問わず受診しましょう。

Q. どんな検査をするのですか？

受付をして問診表に記入を終えたら、問診表をもとに、医師の診察が始まります。そして、必要があれば内診*となります。

＊内診とは性器の視診、触診をいい、腟から入れた指とおなかの上から当てた指で子宮や卵巣の形、大きさ、痛みの有無などを調べること。内診台には、医師との間にカーテンがあります。開けていると恥ずかしかったり、閉めていると不安だったりしますが、患者の希望により、開けたり閉めたりしてもらえます。

問診も内診も診察の大切なポイントですが、内診は必ず全員にするわけではありません。性行為の経験のない人や内診に抵抗のある場合は経腹超音波検査（おなかの上からの超音波検査）などで情報を得ることもできます。

大人の場合（未成年でも性交経験のある場合）は、内診や経腟超音波検査（腟から細い機械を入れて、子宮や卵巣の大きさや構造を調べる）を行います。また、必要に応じて、子宮がん検査や腟分泌物（おりもの）検査、血液検査、MRI検査等の精密検査が加わることもあります。肛門から直腸を経ての超音波検査という方法もあります。

そのほか、なにか不安がある場合はきちんと伝えて、医師との信頼関係を築き、安心して診察が受けられるようにしましょう。

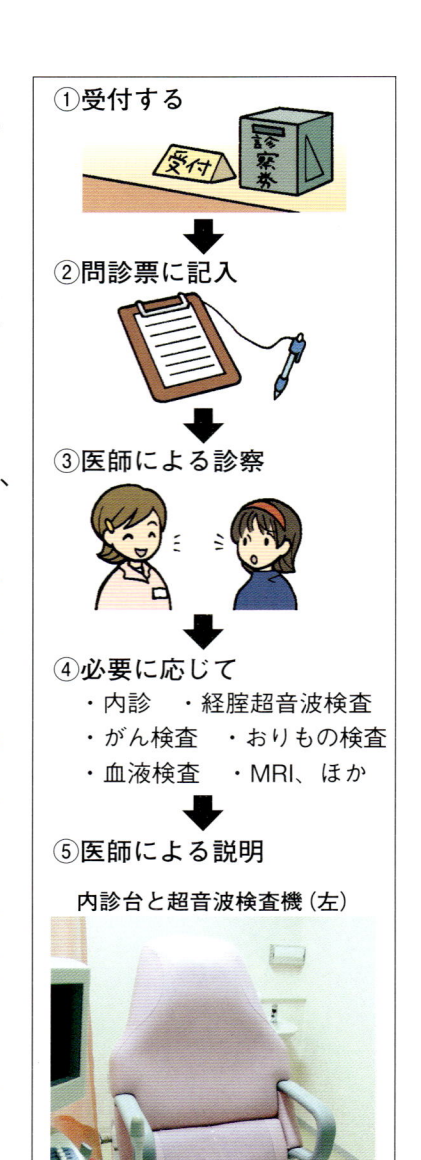

① 受付する
↓
② 問診票に記入
↓
③ 医師による診察
↓
④ 必要に応じて
・内診　・経腟超音波検査
・がん検査　・おりもの検査
・血液検査　・MRI、ほか
↓
⑤ 医師による説明

内診台と超音波検査機（左）

［撮影協力］医療法人社団榊原厚生会サピアタワークリニック

Q. 痛み止めはもらえますか？

　誰しも多少はある月経痛ですが、その原因はさまざまです。子宮が未熟で経血の通る道が大人より細く狭いため、経血が排出されるときに痛みが生じる場合や、排卵にともなって分泌されるプロスタグランジンという物質によって子宮に収縮が起こり、月経痛の原因となる場合などがあります（病気が原因のこともありますので、第2章を参照してください）。

　病気以外の月経痛を抑えるには冷やさないなどの対処も必要ですが、婦人科で痛みを和らげる薬を処方してもらうこともできます。薬を使うことに抵抗を感じる人もいるようですが、月に数日、用量や用法を守って使うのであれば問題ありません。毎月がまんして、辛い思いをするよりは、鎮痛剤を上手に使って痛みを解消しましょう。使い方のポイントは、痛くなってから使うのではなく、痛みの予感があったら、服用し始めることです。

Q. 修学旅行と月経が重なりそうなのですが、月経の時期をずらせる薬があるって本当ですか？

　月経が気になって修学旅行が楽しめないのは残念です。前もって月経と重なってしまうと分かっているなら、女性ホルモンの薬で月経をコントロールすることができます。しかし、初めての場合はどんな副作用があるか分からないので、早め（1、2か月前）に保護者や医師に相談しましょう。

1. **月経を遅らせる方法**：月経予定日の5日前から月経になってもよい日の2日前くらいまで薬を服用します（服用は最長14日程が限度）。
2. **月経を早める方法**：月経開始5日目から最低7日間薬を飲む（月経が始まってもよい2日ぐらい前まで飲む）。

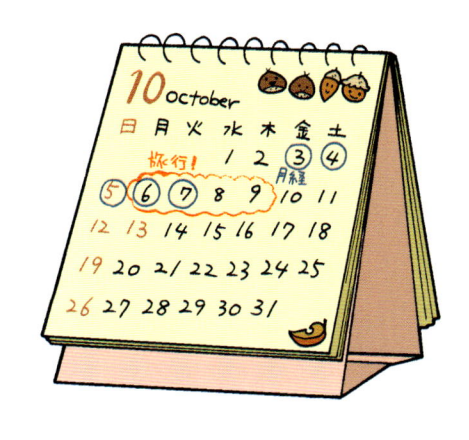

◆1の方法は、飲んだ薬が合わないと、旅行の前後やその最中に吐き気・おう吐・だるさが出て、むしろ逆効果になることがあります。どちらかといえば2の方法がおすすめです。

3 もっと知ろう、自分の体

月経は自然な現象〜大人への第一歩〜

月経は、自然な現象であり、自らの性との新たな出会いです。そこから自分の性とどう付き合うかというターニングポイントといえます。自分自身の体のメカニズムを知り、月経を、自分のライフサイクルのなかで肯定的にとらえられるかどうかは女性にとって大きな課題です。

初経から閉経まで

思春期になると卵巣から分泌される女性ホルモンが急激に増加して初経を迎え、子どもから少女、大人の女性へと成長します。成熟期となり産む性として妊娠、出産が可能になります。そして、卵巣の機能は、生物学的には35歳くらいから衰え始め、約50歳で閉経（月経の停止）を迎えます。

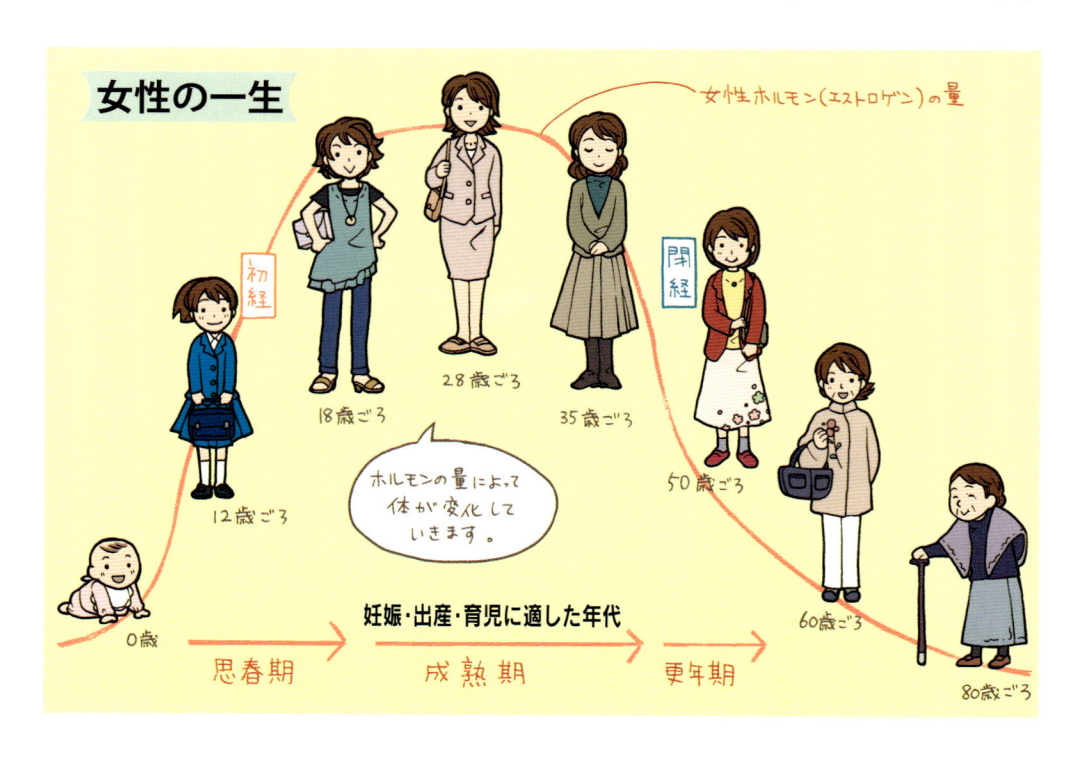

女性の一生

女性ホルモン（エストロゲン）の量

- 0歳
- 12歳ごろ　初経
- 18歳ごろ
- 28歳ごろ
- 35歳ごろ
- 50歳ごろ　閉経
- 60歳ごろ
- 80歳ごろ

ホルモンの量によって体が変化していきます。

妊娠・出産・育児に適した年代

思春期 → 成熟期 → 更年期

第3章　月経時を気持ちよく乗り切るために

女性器のしくみ

　女性の性器には外から見える外性器と体の中にある内性器があります。男性と全く違うように見えますが、男性の精巣が女性の卵巣、陰のうは大陰唇に相当します。胎児は初めは男女の区別がつきませんが、妊娠初期に男性には男性ホルモンが働きだして、女性との違いが出てきます。

　自分の体の正しい名称は覚えておきましょう。

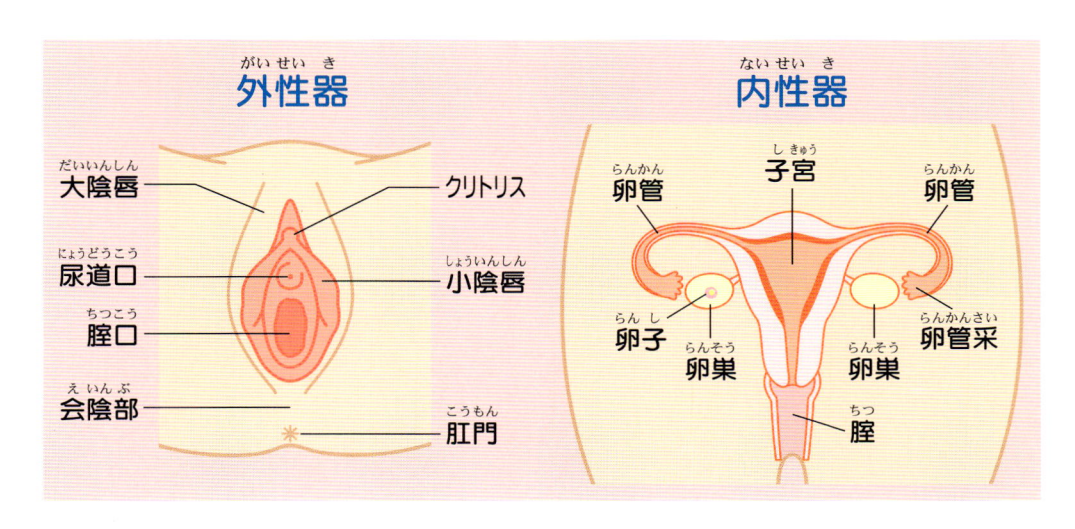

外性器
- 大陰唇
- クリトリス
- 尿道口
- 小陰唇
- 腟口
- 会陰部
- 肛門

内性器
- 卵管
- 子宮
- 卵管
- 卵子
- 卵巣
- 卵巣
- 卵管采
- 腟

男性器のことも学ぼう

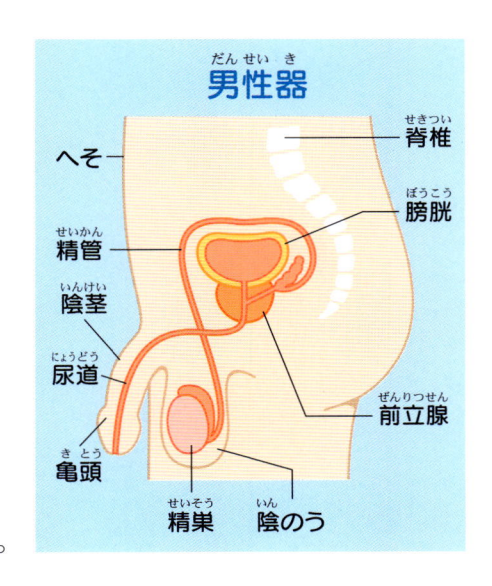

　精巣は卵巣と違って体の外に出ています。それは、精子が熱さに弱いためです。34度程度が適温なため、体の外にあって温度を保っています。寒いと陰のうを縮めて体温を逃がさないようにコントロールします。男性では陰茎の先から精液が出ることを射精といいます。女性同様、思春期になると精巣から分泌される男性ホルモンの働きによって、毎日、精子を作ることが始まります。

男性器
- 脊椎
- へそ
- 膀胱
- 精管
- 陰茎
- 尿道
- 前立腺
- 亀頭
- 精巣
- 陰のう

53

望まない妊娠を避けるために

　大人の体に成長するに従い、心や体の変化が始まります。人を好きになることを知り、その人のことをもっと知りたい、近づきたいと思うでしょう。しかし、性行為は思わぬ問題を引き起こすことがあります。望まない妊娠を避ける方法は、何より性行為をしないこと、あるいは避妊をすることです。

　避妊にはいろいろな方法があります。それらを正しく用いることが大切です。何も避妊をしないで性行為をすれば、100組中85組は1年以内に妊娠するとされています。よく「安全日*」という言葉を聞きますが、思春期の女の子は月経が来たばかりで周期も安定せず、安全日はないと考えたほうがよいでしょう。また、膣外射精も避妊法にはなりません。必ず、正しい避妊をしましょう。性行為には望まない妊娠、性感染症のリスクがあることを知ってください。

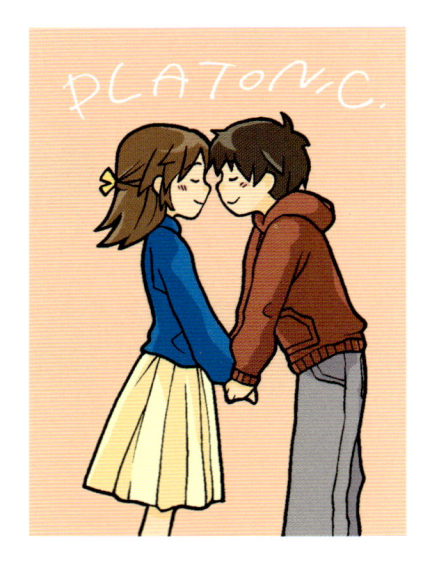

各避妊法の使用開始から1年間の失敗率(%)

避妊法	理想的な使用のとき	一般的な使用のとき
コンドーム	2	15
ピル	0.3	8
女性避妊手術	0.5	0.5
男性避妊手術	0.1	0.15
避妊せず	85	85

（出典）Hatcher R.A. et al., Contraceptive Technology, 18th Revised Edition, Ardent Media, N.Y., 2004

*排卵日を中心とした数日は妊娠しやすいが、それ以外、特に月経直前は妊娠しにくい「安全日」とする考え方。排卵はちょっとしたことでズレるので当てにならない。

自分の体は自分で守る

　性行為でのもうひとつのリスクは性感染症です。望まない妊娠同様、自分の体を自分で守ることを学びましょう。

　性感染症はバリア法（コンドーム）を正しく用いることで多くが防げます。性行為に伴う望まない妊娠、性感染症を防ぐためには、避妊にはピルなどの確実な方法を使い、性感染症予防にコンドームを使うようにするとよいでしょう。避妊と性感染症を分けて考えましょう。

第3章　月経時を気持ちよく乗り切るために

性感染症

性感染症（STD: Sexually Transmitted Diseases）とは性行為で感染する病気の総称です。STDの知識が不十分なことから無防備な性行為を行うことが大きな原因となり、近年その患者が増加しています。男性より女性の方が罹患しやすく、学生など、ごく一般の人の間で流行していて、特に10代後半から20代後半の若者に多い傾向があります。STDには、症状のあるものもありますが、感染に気づきにくいタイプのものもあり、気がつかないうちに感染している場合もあります。

STDの代表的なものにクラミジア感染症があり、近年、急増しています。感染するとおりものの変化などが出ますが、ときに、症状が出にくく、パートナーが変わるたびに感染が拡大していく恐れがあります。また、症状を放っておくと、不妊症の原因になったり、出産時に新生児が感染してしまうこともあります。自分自身、パートナー、そして新生児の健康を守るためにも、コンドームで予防をすることは大切なことです。

性交経験があり、何か気になる症状があるときは、ためらわず婦人科に診察に行きましょう。パートナーとのピンポン感染（うつし合い）を防ぐためにも、パートナーと一緒に検査をし、治療することが大切です。

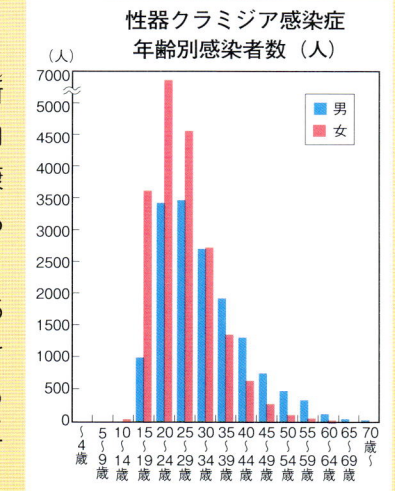

性器クラミジア感染症 年齢別感染者数（人）

国立感染症研究所感染症情報センター
「感染症発生動向調査事業年報」（2005年）より

主な性感染症（STD）

病名	潜伏期間	症状	治療法
性器クラミジア感染症	1～3週間	**女性**＝少しおりものが増える程度で、ほとんど症状が出ない。不正出血、軽い下腹痛、腹膜炎を起こすなど。 **男性**＝尿道のかゆみ、うみが出る。排尿痛など。	抗生物質・抗菌剤
性器ヘルペスウイルス感染症	2～10日	性器やその周辺に水ほうや潰瘍ができ、痛みも。症状が出ないこともある。治ったと思っても再発しやすい。	抗ウイルス剤など
尖圭コンジローマ	3か月程度	性器や肛門周辺にいぼができる。症状がないこともある。軽いかゆみがあることも。ウイルスの種類により子宮頸がんと関係がある。	外科的切除など
梅毒	3～4週間	感染後3週間ごろから性器や足の付け根にしこりができる。3か月ごろから全身に赤い斑点。進行すると脳がおかされることも。	抗生物質・注射など
HIV感染症（エイズ）	数か月～10年	感染初期は、ほとんど無症状。免疫力の低下とともに、多彩な症状が現れ、さらに進行すると死に至ることも。日本では、いまだに感染者が増加中。	プロテアーゼ阻害薬など

〔付録1〕

基礎体温の測り方

用意するもの：

1. 婦人体温計
   様々なタイプのものが発売されているので、自分に合ったものを使いましょう。
2. 基礎体温表
   右の表をコピーして使用してください。
3. えんぴつ

これらを枕元に置いておくとよいでしょう。

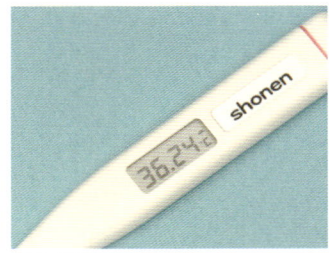

婦人体温計は、通常の体温計より感度がよく、0.01℃まで測ることができるので、基礎体温の微妙な変化を測定できる。

測り方：

1. 朝目覚めたとき、動かない状態で測る。
2. 婦人体温計を舌の下に入れて測る。
3. 毎日、同じ時刻に測る。
4. 測る時刻がずれたときは、そのことをメモしておく。
5. 測るのを忘れた日は、その日をとばして記録する。

基礎体温の測定手順

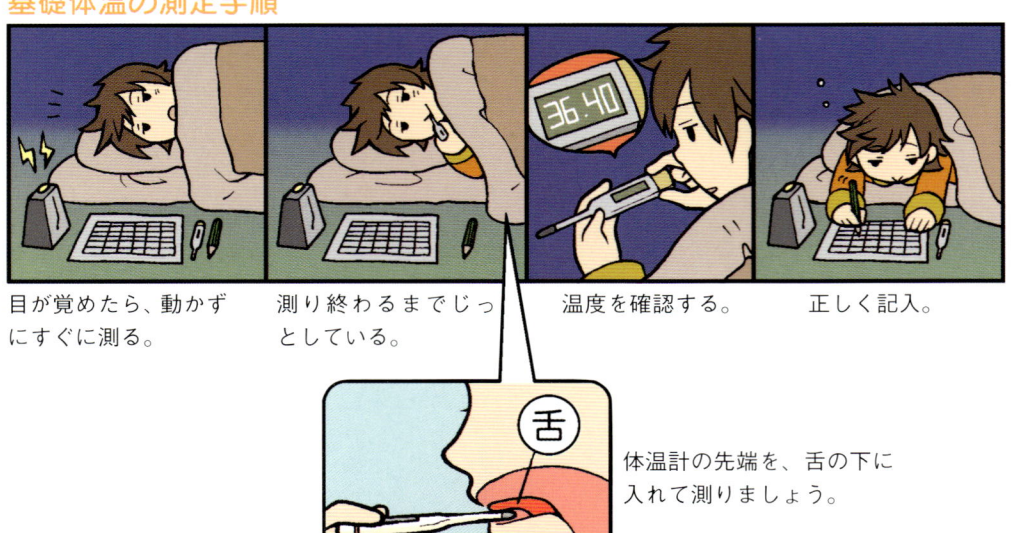

目が覚めたら、動かずにすぐに測る。	測り終わるまでじっとしている。	温度を確認する。	正しく記入。

体温計の先端を、舌の下に入れて測りましょう。

＊継続的に（3か月以上が望ましい）続けることで、自らの月経周期や排卵の有無、体調などを把握することができ、健康管理に役立ちます。

基礎体温表

月経カレンダー

[付録2]

<記 録>

平成　　　　年

*記録し始め：

身長　　　　cm
体重　　　　kg

⇒

*記録し終わり：

身長　　　　cm
体重　　　　kg

- 月経の日はしるしをつけよう。
  〔経血量〕● 多い、◐ 中ぐらい、○ 少ない
- 月経周期を数えて記録しておこう。
- 体調やできごとをメモしておこう。

	4月	5月	6月	7月	8月	9月	10月	11月	12月	1月	2月	3月
1	○	○	○	○	○	○	○	○	○	○	○	○
2	○	○	○	○	○	○	○	○	○	○	○	○
3	○	○	○	○	○	○	○	○	○	○	○	○
4	○	○	○	○	○	○	○	○	○	○	○	○
5	○	○	○	○	○	○	○	○	○	○	○	○
6	○	○	○	○	○	○	○	○	○	○	○	○
7	○	○	○	○	○	○	○	○	○	○	○	○
8	○	○	○	○	○	○	○	○	○	○	○	○
9	○	○	○	○	○	○	○	○	○	○	○	○
10	○	○	○	○	○	○	○	○	○	○	○	○
11	○	○	○	○	○	○	○	○	○	○	○	○
12	○	○	○	○	○	○	○	○	○	○	○	○
13	○	○	○	○	○	○	○	○	○	○	○	○
14	○	○	○	○	○	○	○	○	○	○	○	○
15	○	○	○	○	○	○	○	○	○	○	○	○
16	○	○	○	○	○	○	○	○	○	○	○	○
17	○	○	○	○	○	○	○	○	○	○	○	○
18	○	○	○	○	○	○	○	○	○	○	○	○
19	○	○	○	○	○	○	○	○	○	○	○	○
20	○	○	○	○	○	○	○	○	○	○	○	○
21	○	○	○	○	○	○	○	○	○	○	○	○
22	○	○	○	○	○	○	○	○	○	○	○	○
23	○	○	○	○	○	○	○	○	○	○	○	○
24	○	○	○	○	○	○	○	○	○	○	○	○
25	○	○	○	○	○	○	○	○	○	○	○	○
26	○	○	○	○	○	○	○	○	○	○	○	○
27	○	○	○	○	○	○	○	○	○	○	○	○
28	○	○	○	○	○	○	○	○	○	○	○	○
29	○	○	○	○	○	○	○	○	○	○	○	○
30	○	○	○	○	○	○	○	○	○	○		○
31		○		○	○		○		○	○		○

おわりに

　これまで、月経は赤ちゃんを産むためにあると指導されてきましたが、現代社会では、様々な生き方が展開されています。

　たしかに女性は妊娠・出産・育児に適した体につくられていますが、産む・産まないは個人の問題と考える人もいます。仕事に生きがいを持つ人もいれば、社会的・経済的・身体的理由で産みたいけれど産めない人もいるでしょう。

　ただし月経は、思春期（卵巣機能開始・初経）から親世代の更年期（卵巣機能の低下・閉経）までの、本来の妊娠・出産可能な年代の女性にとって、大切な健康のバロメーターです。健康的な日々を過ごすためにも、この本に示された基本的なことを、しっかりと身につけ、健康管理に活用してほしいと思います。

　現在、思春期の子どもたちの周囲にはインターネット・テレビ・雑誌・ビデオ等々、興味本位の情報があふれ、正しい知識を学んでほしいのに、その判断ができぬくらいの状況になっています。女の子と男の子の心の違いがどんなものか知っていてほしいのに、ほとんどの情報が男性の視点で書かれています。

　そして、みんながしている、みんなから遅れる、と考えて性行為に進む人が増えています。しかし、無防備な性行為は、望まぬ妊娠のほかに、性感染症罹患を招くものでもあります。性感染症にかかると、日常生活への支障をきたすだけでなく、本当に妊娠したいときにできない体になる、赤ちゃんも感染してしまう可能性があるなど、マイナス面がたくさんあるのです。

　人を好きになるのは生物として当然のことです。ホルモンの働きで異性に関心を持ち、もっと相手のことを知りたい、近づきたい、触りたいと思う。その延長線上に性行為があり、生物だからこそ、種族保存の行為として性器と性器の結合（性交）があるのだと思います。しかし、月経（卵子の放出）、射精（精子の放出）の能力を持つ女子・男子はそこで立ち止まってほしいのです。生命誕生・その命を育むのは、精神的・肉体的・社会的に大変な覚悟のいるできごとなのですから。赤ちゃんの愛らしさ、成長する姿は、命の素晴らしさやたくさんのプレゼントを周囲の人々にくれる存在。大切にしたいものです。

　自分と相手の体と心に関心を持ち、お互いのことをしっかり学ぶことにより、賢く幸せな人生を送ってほしいと思います。

索　引

＜あ＞
安全日……………………………………… 54
痛み止め ……………………………15, 48, 51
イライラ（感）…14, 26, 27, 40, 41, 42, 45
会陰部……………………………………… 53
黄体期………………………………… 31, 36
黄体機能不全…………………………… 20, 21
黄体ホルモン………………………7, 14, 30, 40
黄体化ホルモン…………………………… 30
おりもの………………………8, 9, 13, 29, 50, 55

＜か＞
外陰部………………………………… 12, 43
外性器……………………………………… 53
過呼吸発作症候群………………………… 35
過少月経…………………………… 23, 29, 36
過多月経……………………… 22, 23, 32, 33, 36
過短月経…………………………… 23, 36
過長月経…………………………… 22, 23, 36
器質性月経痛……………………………… 25
基礎体温 … 14, 15, 23, 29, 31, 49, 56, 57
機能性月経痛……………………………… 24
稀発月経…………………………… 21, 36
クリトリス………………………………… 53
経血（月経血）………………6, 12, 18, 22, 23,
　　24, 29, 39, 40, 44, 51
経血量……7, 15, 16, 18, 22, 23, 36, 39, 43,
　　44, 45, 57, 58
経腟超音波検査…………………………… 50
経腹超音波検査…………………………… 50
月経……4, 6, 7, 8, 9, 10, 11, 14, 15, 16, 18,
　　19, 20, 21, 22, 23, 24, 25, 26, 27, 28,
　　29, 30, 31, 32, 33, 34, 35, 36, 38, 39,
　　40, 41, 42, 43, 44, 45, 47, 48, 49, 50,
　　51, 52, 54, 58, 59
月経カレンダー…………………………… 58
月経期間（持続日数）……6, 7, 11, 16, 18, 20,
　　22, 27, 36
月経記録……………………………… 18, 44
月経困難症………………… 24, 25, 26, 27, 33
月経周期……6, 7, 9, 14, 16, 18, 20, 21, 31,
　　36, 39, 40, 44, 45, 49, 56, 57, 58
月経随伴症候群………………………… 26, 27
月経前症候群…………………………… 14, 26
月経中の運動……………………………… 44

月経痛……16, 22, 23, 24, 25, 27, 28, 32,
　　33, 39, 40, 41, 44, 45, 46, 47, 48, 50,
　　51
月経トラブル……………………………… 30, 34
月経のしくみ………………………………… 7, 30
月経不順……………………………………… 34, 35
月経用品……………………………………… 10, 39
月経を遅らせる方法………………………… 51
月経を早める方法…………………………… 51
原発性無月経………………………………… 19, 36
高温相（期）…………………… 14, 15, 29, 31, 36
更年期…………………………………… 6, 18, 52, 59
骨盤内炎症…………………………………… 25
骨盤内腹膜炎………………………………… 28
コンドーム…………………………………… 54, 55

＜さ＞
サニタリーショーツ…………………… 8, 11, 13
子宮……7, 8, 18, 19, 23, 24, 25, 29, 31, 32,
　　46, 50, 51, 53
子宮外妊娠…………………………………… 28
子宮がん……………………………………… 29
子宮筋腫………………………… 22, 25, 28, 32, 33
子宮頸管……………………………………… 23
子宮腺筋症………………………………… 25, 32, 33
子宮内膜症……………………………… 22, 25, 28, 32
子宮内膜……………………………… 7, 14, 18, 22
思春期……4, 6, 7, 9, 18, 22, 23, 25, 27, 28,
　　32, 34, 35, 45, 52, 54, 59
下着(肌着)………………………………… 11, 13, 38
射精………………………………………… 4, 53, 59
周経期症候群……………………………… 26, 27
受精…………………………………………… 7
受精卵………………………………………… 7
出産………………………… 23, 24, 26, 49, 52, 59
小陰唇………………………………………… 53
ショーツ……………………………… 8, 11, 12, 13, 42
初経……4, 6, 8, 9, 18, 19, 20, 21, 25, 26,
　　32, 36, 46, 49, 52, 59
助産師………………………………………… 45
女性器………………………………………… 53
女性ホルモン……………………… 6, 8, 14, 51, 52
頭痛………………………………… 14, 24, 25, 26, 32
ストレス……………………………………… 35
性感染症………………………………… 25, 54, 55, 59

性器	25, 29, 50, 53, 59
性器クラミジア感染症	55
性器ヘルペスウイルス感染症	55
性行為	50, 54, 55, 59
精子	7, 31, 53, 59
成熟期	18, 24, 52
精巣	53
セルフケア	40
尖圭コンジローマ	55
早発月経	19, 36
早発思春期症	19
続発性無月経	21, 36

<た>

大陰唇	53
ダイエット	21, 34, 39
男性ホルモン	53
タンポン	11, 43, 44
腟	8, 11, 12, 19, 24, 29, 50, 53
腟炎	29
腟外射精	54
腟口	53
血の塊	16, 22, 23, 45
遅発月経	19, 36
鎮痛剤	27, 48, 51
低温相（期）	14, 15, 29, 31, 36
鉄欠乏性貧血	28
トイレのマナー	13

<な>

内診	49, 50
内診台	50
内性器	53
ナプキン	8, 9, 11, 12, 13, 22, 23, 40, 49
ナプキンの使い方	12
ニキビ	14
二次性徴	4, 18, 19
入浴	10, 38, 43
尿道（口）	12, 53
妊娠	14, 15, 18, 23, 26, 31, 44, 49, 52, 54, 59

<は>

梅毒	55
排卵	7, 9, 14, 15, 21, 23, 24, 25, 31, 40, 51, 54, 56
排卵期（日）	8, 31, 54
排卵期出血	29
バリア法	54
半健康状態	40
冷え	10, 25, 38, 41, 42, 47
避妊	54
ピル	27, 54
貧血	9, 21, 22, 25, 28, 33, 39, 40, 41
頻発月経	21, 36
ピンポン感染	55
副作用	48, 51
服装	10, 49
婦人科	9, 19, 28, 34, 45, 48, 49
婦人体温計	56
不正（性器）出血	21, 29
プロスタグランジン	24, 46, 51
閉経	6, 26, 36, 52, 59
便秘	33, 38, 41

<ま>

マンスリービクス	46
むくみ	14, 25, 44
無月経	21, 34
無排卵	20, 21, 23
無排卵性月経	31

<や>

養護の先生	8, 9, 13, 45, 48

<ら>

卵管	7, 32, 53
卵管采	7, 53
卵子	7, 53, 59
卵巣	7, 9, 18, 19, 22, 25, 28, 30, 31, 32, 34, 50, 52, 53
卵胞	7
卵胞期	31, 36
卵胞ホルモン	6, 7, 14, 30

<A〜Z>

HIV感染症（エイズ）	55
PEMS	26, 27
PG	24, 25
PMS	14, 15, 26, 27
STD	55

参考図書

『月経らくらく講座－もっと上手に付き合い、素敵に生きるために－』（参考文献１）
　　松本 清一 監修、文光堂
『マンスリービクス』
　　松本 清一・湯澤 きよみ 著、日本家族計画協会
『娘に伝えたい　ティーンズの生理＆からだ＆ココロの本』
　　対馬 ルリ子・種部 恭子・吉野 一枝 著、かもがわ出版
『10代からのセイファーセックス入門－子も親も先生もこれだけは知っておこう－』
　　堀口 貞夫・堀口 雅子・伊藤 悟・簗瀬 竜太・大江 千束・小川 葉子 著、緑風出版
『PMSメモリー』
　　松本 清一・川瀬 良美 著、日本家族計画協会
『PMSを知っていますか』
　　相良 洋子 著、日本放送出版協会
『性・からだ・こころ　悩みはポイ！－毎日中学生新聞連載－』
　　村瀬 幸浩・堀口 雅子 著、東山書房
『LOVE・ラブ・えっちー知ってるようで知らない安全な"Hのこと"オシエマスー』
　　早乙女 智子・岩室 紳也 著、保健同人社
『メグさんの性教育読本』
　　メグ・ヒックリング 著、三輪 妙子 訳、木犀社
『月経痛と月経困難症－不安と疑問にわかりやすくお答えします－』
　　安達 知子 著、主婦の友社
『娘たちの性＠思春期外来』
　　家坂 清子 著、日本放送出版協会
『もっと知りたい！　基礎体温のこと－基礎体温の軌跡から学ぶ女性のこころ・からだ・リズム－』
　　基礎体温計測推進研究会 著、松本清一 監修、十月舎

思春期の体の悩みに関する知識・情報が入手可能なHP

日本家族計画協会　http://www.jfpa.or.jp/
性の健康医学財団　http://www.jfshm.org/
P&G　ウィスパープチ　http://www.happywhisper.com/petit/
　　　BeingGirl.jp　http://www.beinggirl.jp/
ユニ・チャーム　はじめてからだナビ　http://www.unicharm.co.jp/girls/
花王　ロリエからだのノート　http://www.kao.co.jp/laurier/karada/
大王製紙　elisクリニック　http://www.elis-st.com/clinic/index.html

協力

医療法人社団榊原厚生会 サピアタワークリニック　http://sapiatower-clinic.jp/
東京大学医学部産科婦人科学教室　教授　堤 治 先生

監著者・著者紹介

＜監著者＞

堀口　雅子（ほりぐち　まさこ）

1960年　群馬大学医学部卒業
　その後、東京大学医学部産科婦人科学教室にて研修
1970〜1990年　虎の門病院産婦人科勤務　医長を経て定年退職
1990〜2004年　虎の門病院勤務　嘱託医（一般及び思春期外来）
・性と健康を考える女性専門家の会　会長
・日本思春期学会　元理事
・10代の女の子のための体と心の相談室"ティーンズカフェ"主催
・その他、思春期〜更年期の女性の体と心の問題に答えるべく、診察はもちろん、講演や執筆活動を精力的に行っている。

＜著者（50音順）＞

板津　寿美江（いたつ　すみえ）

1989年　東京女子医科大学医学部卒業
1989年　東京女子医科大学産婦人科教室入局
1995〜2000年　東京都立大塚病院産婦人科勤務
2002年〜　ウィミンズ･ウェルネス銀座クリニック勤務
2007年〜　東京女子医科大学附属青山女性・自然医療
　　　　　　研究所　非常勤講師
　　　　　　サピアタワークリニック勤務
・医学博士
・日本産科婦人科学会　専門医
・LFHom. 日本ホメオパシー医学会　認定医

鈴木　幸子（すずき　さちこ）

1981年　千葉大学看護学部卒業
1981年　東京都立築地産院　助産師
1983年　埼玉県立衛生短期大学助産学専攻科　助手
1998年　千葉大学大学院看護学研究科博士後期課程
　　　　　　修了　博士（看護学）
・現在、埼玉県立大学保健医療福祉学部看護学科　教授
・性と健康を考える女性専門家の会　運営委員
・日本母性看護学会　理事
・日本思春期学会　理事

江角　二三子（えすみ　ふみこ）

1972年3月　日本赤十字社助産師学校卒業
1972年4月　深谷赤十字病院入社
2002年7月　深谷赤十字病院　看護副部長
2004年10月　社団法人日本助産師会　事務局長
・1994年より思春期保健相談員に認定され、思春期の子どもたちを対象に、講話を実践
・本庄看護専門学校、埼玉県立北高等看護学院、埼玉県立大学短期大学部専攻科助産学専攻　非常勤講師
・現在、厚生労働省看護研修センター　非常勤講師

思春期の月経

2012年2月20日 初版第2刷 発行

監　著　者　堀口　雅子
著　　　者　板津　寿美江，江角　二三子，鈴木　幸子
発　行　人　松本　恒
発　行　所　株式会社　少年写真新聞社
　　　　　　〒102-8232　東京都千代田区九段南4-7-16　市ヶ谷KTビルⅠ
　　　　　　TEL 03-3264-2624　FAX 03-5276-7785
　　　　　　URL http://www.schoolpress.co.jp/
印　刷　所　図書印刷株式会社
　　　　　　ⓒMasako Horiguchi, Sumie Itatsu,
　　　　　　　Fumiko Esumi, Sachiko Suzuki 2008 Printed in Japan
　　　　　　ISBN978-4-87981-260-5 C0037

定価はカバーに表示してあります。無断複写・転載を禁じます。落丁・乱丁本は、お取り替えいたします。